Querida inflamación, vamos a llevarnos bien

DR. ENRIQUE ESTEVE

Querida inflamación, vamos a llevarnos bien

DESCUBRE CÓMO REGULARLA PARA PROTEGERTE Y VIVIR MÁS Y MEJOR

Grijalbo

Papel certificado por el Forest Stewardship Council®

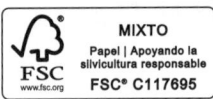

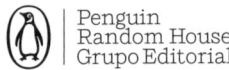

Primera edición: septiembre de 2025

© 2025, Enrique Esteve
© 2025, Penguin Random House Grupo Editorial, S.A.U.
Travessera de Gràcia, 47-49. 08021 Barcelona
© iStock y Shutterstock, por las ilustraciones

Penguin Random House Grupo Editorial apoya la protección de la propiedad intelectual. La propiedad intelectual estimula la creatividad, defiende la diversidad en el ámbito de las ideas y el conocimiento, promueve la libre expresión y favorece una cultura viva. Gracias por comprar una edición autorizada de este libro y por respetar las leyes de propiedad intelectual al no reproducir ni distribuir ninguna parte de esta obra por ningún medio sin permiso. Al hacerlo está respaldando a los autores y permitiendo que PRHGE continúe publicando libros para todos los lectores. De conformidad con lo dispuesto en el artículo 67.3 del Real Decreto Ley 24/2021, de 2 de noviembre, PRHGE se reserva expresamente los derechos de reproducción y de uso de esta obra y de todos sus elementos mediante medios de lectura mecánica y otros medios adecuados a tal fin. Diríjase a CEDRO (Centro Español de Derechos Reprográficos, http://www.cedro.org) si necesita reproducir algún fragmento de esta obra.
En caso de necesidad, contacte con: seguridadproductos@penguinrandomhouse.com

Printed in Spain – Impreso en España

ISBN: 978-84-253-6842-4
Depósito legal: B-12.091-2025

Compuesto en Fotocomposición gama, sl

Impreso en Gómez Aparicio, S. L.
Madrid

Índice

PRÓLOGO	9
1. DESCUBRIENDO LA INFLAMACIÓN	13
¿Qué es la inflamación?	15
¿Aliada o enemiga?	20
Tipos de inflamación: aguda y crónica	24
2. LA INFLAMACIÓN EN TU VIDA	35
Cura sana, si no se cura hoy...	37
Red flags	41
Efecto dominó	47
3. FUNCIÓN DE LA INFLAMACIÓN	57
Química e inmunidad	59
Reconocimiento de patrones	65
Control de daños	68
4. INFLAMACIÓN Y ENFERMEDAD	79
Calor: inflamación local	81
Incendio: inflamación sistémica	85
Infierno: piropoptosis y tormenta de citoquinas	92
5. METABOLISMO	103
Calorías y rutas metabólicas	105
Ni más ni menos	111
Baile hormonal	117
6. MICROBIOTA	127
Microbiota pro- y antiinflamatoria	129
Barrera intestinal	137
Eje intestino-cerebro	142
7. ESTRÉS OXIDATIVO	153
Dolor	155
Fertilidad	159
Deterioro cognitivo	167
8. RIESGO CARDIOVASCULAR	175
Factores de riesgo	177
Los otros	183
Mad Max: Fury Vascular Road	187

9. INFLAMACIÓN Y SALUD MENTAL 199
   Inflamada triste realidad 201
   Control químico de las emociones 209
   Depresión, ansiedad e inflamación 217

10. *INFLAMMAGING* 225
   Envejecer o inflamarse 227
   ¿Podemos rejuvenecer? 238
   En busca de la fuente de la eterna senectud 243

EPÍLOGO. RUTINA INFLAMATORIA 253
   Sedentarismo: atrofia y daño óseo 255
   Dieta antiinflamatoria ante una realidad azucarada 262
   Meditación y autocuidado ante el *burnout* y la multitarea 268
   Higiene del sueño para limpiar una mente hipervigilante 273
   Naturaleza, ecoterapia y vitamina D 277

AGRADECIMIENTOS 283

Prólogo, por la doctora Rosa Molina

Imagina un mundo donde el intestino influye en el estado de ánimo, donde la inflamación decide lo nítidos que son nuestros pensamientos, y en el que el estrés cotidiano se convierte en el desencadenante de cuadros de dolor crónico que la medicina moderna aún trata de comprender. No es ciencia ficción: es la inmunidad en su versión más amplia y sorprendente.

Este libro que tienes entre las manos es un viaje por el sistema inmunológico y la inflamación, y por cómo influyen en la salud, la mente y las emociones. A lo largo de sus páginas, Enrique explora con rigurosidad, dinamismo y cercanía conceptos que han tomado fuerza en la investigación moderna, como el eje intestino-cerebro, la influencia del nervio vago en nuestra estabilidad emocional y el modo en que la inflamación afecta al envejecimiento, así como aspectos cotidianos de nuestra rutina —entre ellos el ciclo vigilia-sueño o nuestro nivel de hipervigilancia— y, en general, de nuestra salud. Además, este manual ayuda a desmitificar y esclarecer, con base en la evidencia científica, algunas de esas «soluciones milagro» promovidas por gurús de curas instantáneas, invitando al lector a desarrollar el pensamiento crítico y a distanciarse de los mitos que enturbian y distorsionan la comprensión de nuestro bienestar.

Querida inflamación, tenemos que hablar es un manual práctico en el que además encontrarás anécdotas, reflexiones y experiencias personales del autor, y que está regado de anclajes a la cultura popular a través del cine y de recomendaciones de lectura, que nos ayudan a entender mejor nuestra salud como un todo. Sus contextualizaciones históricas nos recuerdan cómo hemos llegado hasta aquí en el estudio de nuestro sistema de defensa biológico y cómo muchas de las preguntas que nos hacemos hoy en día nos las llevamos planteando desde la Antigüedad.

En este fantástico viaje, el autor nos adentra en los entresijos de las citocinas inflamatorias, las hormonas, los neurotransmisores y otros protagonistas que complejizan nuestro mundo interior, tanto físico como mental. Nos explica con detalle y en un tono divulgativo asequible cómo el dolor de diversas condiciones crónicas o los síndromes de hipersensibilidad, entre otros, se relacionan con la inflamación, implicando tanto al sistema nervioso central como al periférico. Enrique muestra los avances de la ciencia y también cómo con ella surgen preguntas que desbordan las respuestas tradicionales. No siempre se trata de encontrar conclusiones categóricas —que a menudo no existen—, sino de hacer un trabajo reflexivo sobre cómo interpretar el conocimiento disponible y cómo no perdernos en el exceso de información. Comprender cómo priorizar y aplicar ese conocimiento es la clave para tomar mejores decisiones sobre nuestra salud y bienestar, sin fórmulas mágicas o definitivas.

Y, al final del camino, se abre una cuestión fundamental: ¿podemos alcanzar la felicidad sin entender la inmunidad?

Tal vez nos obsesionamos con encontrar la «receta» para el bienestar cuando, en realidad, el equilibrio entre nuestro cuerpo y nuestra mente siempre ha sido la clave, y este libro nos ayuda a recorrer ese camino. No solo brinda conocimiento, sino que nos devuelve al sentido común, al «menos es más» de muchas situaciones cotidianas, y proporciona claves que nos permiten ordenar la mente. Además, los *tips* finales de cada capítulo contribuyen a que consolidemos su esencia y todo lo aprendido en él. En definitiva, *Querida inflamación, tenemos que hablar* es un manual indispensable con el que alimentar la mente y el cuerpo en todas sus dimensiones, porque comprender nuestra inmunidad es, en definitiva, entendernos mejor a nosotros mismos.

Descubriendo la inflamación

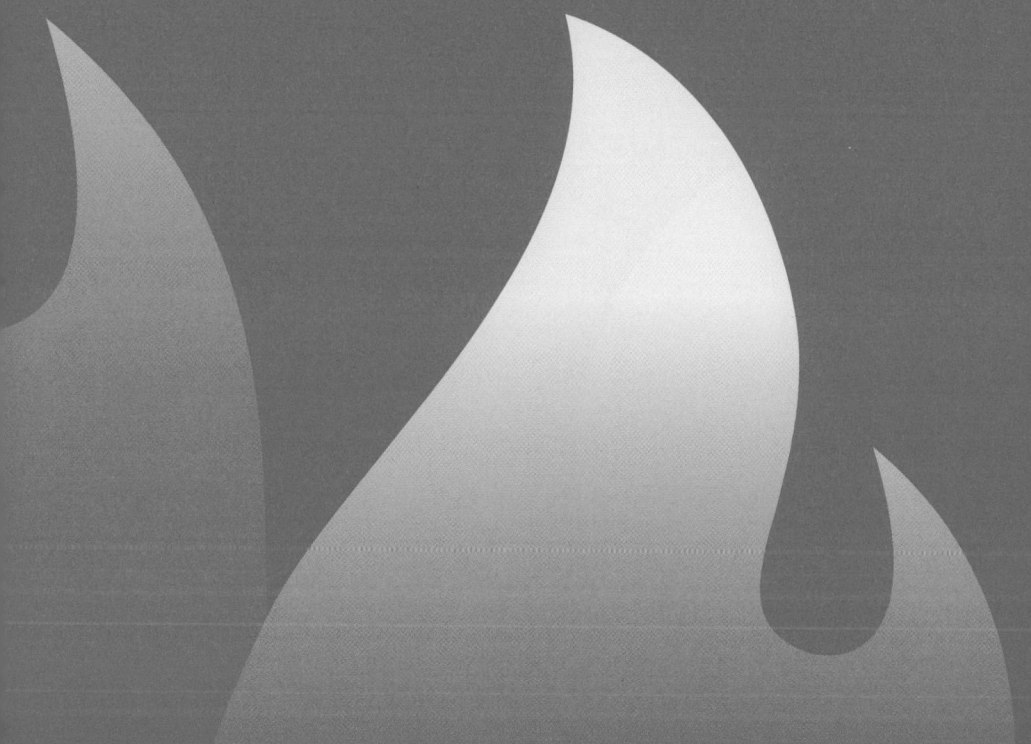

¿Qué es la inflamación?

Nos encanta el calor. Los mamíferos tendemos a agruparnos para conservarlo. Hemos desarrollado grandes almacenes de calorías, las cuales no tenemos ningún problema en ir incrementando, aunque sea innecesario. «Cuidado, no cojas frío», «tienes las manos heladas» o «me he resfriado» son expresiones populares que suelen asociar la falta de calor a enfermedad o a susceptibilidad para enfermar. Nada más lejos de la realidad, nunca vas a coger frío (ni él te va a coger a ti), ni tampoco el frío del ambiente va a depositarse en tu faringe a modo de imán. Así que, por ejemplo, sentir frío en la garganta es una secuencia de sensaciones subjetivas, que ciertamente se verán potenciadas por factores externos. Uno de estos factores es, sin duda, la influencia de una baja temperatura en el ambiente, que genera cambios dinámicos en la circulación sanguínea (menor flujo de sangre por **vasoconstricción**), empeorando la capacidad defensiva de las **mucosas**. Además, al haber menor exposición a la luz solar, se producirá una disminución de vitamina D, que es una hormona fundamental para fortalecer nuestras defensas (ya entraremos en ello más adelante). Las aglomeraciones en espacios cerrados, los ambientes recargados con poca circulación de aire y los dispositivos de calor artificial nos harán más propensos a que nuestras mucosas se lesionen. Así pues, una temperatura muy baja va a secar la capa externa de moco, y la influencia del aire frío romperá el epitelio de las mucosas, favoreciendo que **patógenos** como virus o bacterias entren por esa brecha de nuestro organismo. Ese daño real de nuestro cuerpo es percibido y amplificado por el cerebro, gracias a la gran afluencia de terminaciones nerviosas en la garganta. Llegados a este punto, puede parecer irremediable que enfermemos, totalmente expuestos y vencidos por las «inclemencias del tiempo». Pero no todo está perdido; es en ese momento cuando se producirá una reacción defensiva que incrementará el calor local: la inflamación.

Nuestro cuerpo absorbe y genera calor (siguiendo leyes físicas que no vienen al caso), utilizándolo como combustible, para llevar a cabo sus funciones.

¿Alguna vez has pensado qué significa que seamos organismos de sangre caliente? Seguro que sí. Te miras en el espejo y ves el rubor en las mejillas, el rosado de los labios o la congestión de la conjuntiva ocular, lo que te lleva a imaginar un interior formado por fluidos acuosos a distintas temperaturas. Partiendo de esta base, si nos queremos comparar con un animal de sangre fría, sabemos que somos seres homeotermos, capaces de controlar nuestra temperatura corporal, mientras que reptiles, anfibios, peces o invertebrados son poiquilotermos, sometidos a las variaciones del ambiente. Esta pequeña gran diferencia nos dará la capacidad de regular mucho mejor las reacciones químicas de nuestro interior, acelerándolas y frenándolas a nuestro antojo. En este punto son nuestras defensas quienes van a aprovechar esta ventaja evolutiva para mejorar nuestra respuesta inmunológica. ¿Eso quiere decir que un dinosaurio era más propenso a padecer infecciones? Si había cambios drásticos en el ambiente, probablemente sí.

¿SABÍAS QUÉ? Nuestro organismo usa el aumento de temperatura provocado por la fiebre para eliminar a los agentes infecciosos que intentan invadirnos. Dicho aumento de temperatura intenta ser replicado por los animales poiquilotermos (como los reptiles). Estos seres vivos se exponen voluntariamente al sol cuando están enfermos para aumentar de forma externa su temperatura corporal con el mismo propósito que nosotros con la fiebre: para ralentizar y destruir microorganismos.

Piensa en un estrecho angosto de nuestra mucosa faríngea que, similar a la batalla de las Termópilas (de la histórica y televisiva *300*), proyecta más allá un horizonte de enemigos dispuestos a invadirnos. Es gracias a la inflamación como el ejército griego de células de defensa se apostará en aquel paso elevado, reduciendo la capacidad de diseminación de bacterias y virus, como si fuese la tropa de élite de Gengis Kan. Esa inflamación incrementará el volumen de agua de los tejidos, estrechando todavía más el paso de los enemigos. Aumentará la dilatación de vasos sanguíneos, haciendo que sea mayor el afluir de células inmunológicas. Y, finalmente, resolverá la destrucción del tejido y la curación de este (aunque Leónidas y compañía no pudieron vencer, sí que sirvieron de inspiración para todo un imperio que continuó su legado).

Así que, por resumir, y utilizando otras palabras, diremos que la inflamación es un proceso imperfecto, entrópico y poco sutil (aunque muy eficiente) que sirve para neutralizar una agresión. Algo así como si a la hora de hacer frente a una infección primero golpeásemos y después preguntásemos. Esto es en parte debido a que nuestro organismo no siempre ha tenido a su alcance los diferentes medicamentos y medios de desinfección de los que disponemos ahora. Había que responder rápido y contundentemente, sin contemplaciones. Hoy en día, quizá se ha atenuado esa virulencia en la respuesta, pero sigue siendo una forma muy eficiente de defendernos.

Vamos a entenderla como una secuencia de acontecimientos a nivel **molecular**, llevados a cabo por diferentes células y componentes del sistema inmunológico, con el fin de amplificar la respuesta y resolución de una agresión en un tejido en concreto.

De forma muy general, la secuencia de fases sería la siguiente:

1. Liberación de mediadores inflamatorios por parte de mastocitos (células del sistema inmune, situadas en zonas muy superficiales de los tejidos) tras la lesión inicial.
2. Aumento de la permeabilidad vascular (incremento del calibre de los vasos sanguíneos, así como de la facilidad para difundir a través de ellos), lo que tiene como consecuencia un mayor flujo de células inmunológicas al foco inflamatorio.
3. Migración de las células de defensa hacia el foco inflamatorio, dando por iniciada la respuesta inmune a la agresión.
4. Destrucción de los agresores a través de la liberación de sustancias que pueden generar también daño en los tejidos sanos.
5. Producción de mediadores antiinflamatorios, resolución de la inflamación y regeneración de tejidos.

Esas cinco fases son las que van a acompañarnos durante este libro: las desglosaremos y entenderemos los riesgos inherentes en nuestra salud cuando este proceso se perpetúa en el tiempo y afecta a todo nuestro organismo.

Glosario

- Vasoconstricción: mecanismo por el cual se estrecha el calibre de un vaso sanguíneo.
- Mucosas: capas internas de estructuras, como las vías respiratorias o el tubo digestivo, formadas por moco.
- Patógenos: microorganismos que pueden causar enfermedades, como las bacterias, virus, hongos o parásitos.
- Termópilas: paso montañoso donde se enfrentaron griegos y persas en la famosa batalla de los 300 espartanos (llevada al cómic por Frank Miller y después recreada de manera impresionante en la gran pantalla).
- Molecular: relativo a unidades muy pequeñas de una sustancia que aún conservan función.

¿Aliada o enemiga?

Ya hemos visto que la inflamación es un mecanismo fisiológico, natural en el cuerpo humano, que en su justa medida tiene efectos beneficiosos (sin embargo, qué difícil es encontrar ese equilibrio). Se trata del brazo armado de nuestro sistema inmunológico, con el riesgo de que seamos víctimas del fuego cruzado de nuestro interior. La inflamación amplifica las señales de defensa, para formar una emboscada de células de defensa y proteínas inflamatorias. Lleva a nuestra inmunidad a la movilización de tropas y al despliegue de barricadas cuando el enemigo sea de mayor entidad. Un ataque coordinado usando servicios de inteligencia, **memoria inmunológica** y **sistema neuroendocrino**. Y, finalmente, la reparación del campo de batalla, la restauración del orden y la eliminación de productos de desecho. Pero, más allá de sus funciones de defensa, sabemos que la inflamación juega un papel clave en otros procesos básicos para nuestra salud:

- Ayuda a la reparación de tejidos: en su justa medida, el flujo sanguíneo que induce el foco inflamatorio favorece la presencia de nutrientes y células del sistema inmune capaces de reparar tejidos dañados.

- Favorece la angiogénesis, o formación de nuevos vasos sanguíneos, esenciales para distribuir correctamente el flujo de la sangre e irrigar nuevos tejidos suministrando oxígeno y nutrientes.
- Interactúa con nuestras hormonas y es capaz de influir sobre la tiroides o la secreción de insulina, o de modular el eje del estrés (entre otras cosas).
- Actúa sobre los circuitos cerebrales, favoreciendo la formación de nuevas conexiones (neuroplasticidad). Del mismo modo, su acción sobre centros cerebrales muy específicos puede llegar a modular respuestas como la del hambre, el estrés o el sueño.
- Se adapta al estrés físico, potenciando una respuesta rápida que llene de oxígeno el músculo y el tejido **osteoarticular**.
- Modula el dolor y protege al individuo ante este. La estimulación de terminales nerviosas del dolor viene condicionada por el foco inflamatorio. Debido a ello, una región inflamada habitualmente resultará dolorosa, y tal cosa nos protegerá de seguir lesionando ese tejido. Si duele, mejor evitarlo..., ¿o no?

Estas son las condiciones ideales en las cuales trabaja la inflamación, aunque no siempre van a darse y, por ende, puede que se precipiten las complicaciones de su activación crónica e indiscriminada. Pensemos por un momento que en ocasiones la inflamación escapa a sus propios automatismos de control y reparación, poniendo en juego las estructuras vecinas al foco inflamatorio. Es justo en este punto donde puede vivirse uno de los primeros pasos de la génesis de una enfermedad autoinmune. Quizá el problema se solucione sin daños colaterales, o tal vez el proceso se haga cíclico de forma desadaptativa, sin poder predecir qué consecuencias se derivarán. Se producirá daño, indistintamente de su gravedad, en tanto en cuanto esa inflamación siga avanzando sin control. Vamos a ilustrarlo con algunos ejemplos:

- Daño de un tejido y deterioro de las células que lo forman, acelerando la muerte de este o impidiendo una reparación eficiente. Si la situación se mantiene podrá conllevar la pérdida total o parcial de la función del órgano afectado.
- Dolor crónico provocado por la estimulación continua de fibras nerviosas receptoras de dolor. Nuestro cuerpo es muy eficiente intentando mantenernos con vida, y si algo duele, cada vez dolerá más. Existe una mayor tolerancia a ese malestar prolongado, pero la sensación dolorosa no disminuye. De este modo nuestro organismo advierte de que, a pesar de poder soportar el dolor, lo que esté pasando va a ir empeorando si no llevas a cabo ningún cambio.
- Lesión sostenida sobre la pared de los vasos sanguíneos, contribuyendo a la formación de placas de colesterol (ateroesclerosis) y aumentando su rigidez, con el riesgo de rotura u oclusión consecuente. Nuestras tuberías (arterias, venas) son muy resistentes, pero no son capaces de gestionar eternamente una inflamación desmedida, y ello puede contribuir de forma grave a la lesión de órganos que dependan de ellas. Se pueden romper (a causa de la debilidad de la pared, formándose un saco a partir de esta conocido como «aneurisma»), o bien ocluirse total o parcialmente (con la consecuencia de un **infarto** o **isquemia** del tejido dependiente de ellas).

Glosario

- Memoria inmunológica: habilidad del sistema inmune para recordar patrones de microorganismos y poder responder de manera eficiente ante una nueva exposición.
- Sistema neuroendocrino: red integrada por el sistema hormonal y neurológico que sirve para comunicar al cerebro con el resto de los órganos de nuestro organismo.
- Osteoarticular: unión entre hueso y articulación, formación integral del aparato locomotor.
- Infarto: muerte de un tejido por falta de oxígeno.
- Isquemia: disminución del flujo sanguíneo (con la consecuente reducción del flujo de oxígeno) de un tejido.

Tipos de inflamación: aguda y crónica

Para poder comprenderlo en su conjunto, es necesario recalcar que su activación siempre es una señal inequívoca de peligro, una *red flag* a la que escuchar, una respuesta rápida ante una agresión. Esta inflamación aguda estará promovida por células del sistema inmune (nuestras defensas), que liberarán diferentes mediadores químicos para aumentar el flujo sanguíneo y llamar al foco inflamatorio a otras células de defensa, factores de coagulación o anticuerpos de respuesta rápida. Para entenderlo mejor, vamos a utilizar el símil de la aparición de un incendio provocado que se debiera controlar.

1. Fase de reconocimiento y alarma: al detectar la primera señal de peligro, se geolocaliza el lugar del incendio y se hace evaluación de daños. Piensa que, tras un traumatismo, una infección o el contacto con un tóxico, muchas de nuestras células van a sufrir lesiones o morir, al igual que los árboles ante un incendio. Así es como hemos de interpretar esa situación: el momento crítico previo a

que puedan producirse daños que en ocasiones pueden ser irreversibles. Se genera una sensación consciente de que el tiempo cuenta y que una respuesta rápida es necesaria.

2. Fase de movilización de células inflamatorias: inicialmente células residentes en tejidos, como mastocitos o macrófagos, van a detectar la lesión y a dar la alarma gracias a proteínas inflamatorias. Células como los **neutrófilos** o las *natural killers* serán las primeras en ser reclutadas en el sitio de la lesión para solucionar la agresión, del mismo modo que los bomberos son convocados a la zona en llamas para extinguir el fuego. Se secretarán **quimioquinas** para atraer mediante estímulos químicos a otras células inmunológicas, así como citoquinas inflamatorias (TNF-α, interleuquina-1, interleuquina-6) que seguirán reclutando más células del sistema inmune hasta que se haya solucionado el cuadro.

3. Fase de eliminación de la agresión: aquí todas las células puestas sobre el tablero van a fagocitar (comer) los gérmenes agresores, los tejidos dañados, los detritus generados, así como a destruir directamente células infectadas o focos de presencia de microorganismos agresores. Se producirá una lucha sin cuartel que bien se puede aproximar a la labor de los bomberos por su épica, coordinación y resiliencia. No obstante, mientras que los bomberos utilizan agua, espuma u otros medios para extinguir el fuego y evitar su propagación, las células inmunológicas lo apagarán con más fuego.

4. Fase de mitigación: no es baladí pensar que nuestros héroes se han familiarizado con el fuego y conocen a la perfección sus propiedades y las maneras de que este no acabe fácilmente con ellos. El uso de contrafuego es una técnica vigente que puede asemejarse a lo realizado por las células del sistema inmunológico: quemar

terreno para evitar la propagación del fuego, incluyendo en las llamas a los agentes invasores o las células lesionadas. En este punto entran en acción las células inmunológicas controladoras de la inflamación, como pueden ser los linfocitos T reguladores (modulan la respuesta inmune), los linfocitos T supresores (suprimen la respuesta inmune) o las células dendríticas tolerogénicas (fomentan fenómenos de tolerancia inmunológica).
5. Fase de regeneración: así como tras un incendio se debe recuperar el sustrato sobre el que crecía el bosque, protegerlo de la erosión y finalmente repoblarlo, en un fenómeno inflamatorio agudo sucederá lo mismo. Tras el proceso de eliminación de la amenaza, se terminará destruyendo tanto tejido afectado como tejido sano que posteriormente habrá que regenerar. En este punto, las células con capacidad fagocítica (especializadas en comerse células muertas, detritus), así como las plaquetas o las proteínas de la coagulación, van a limpiar y reparar los daños producidos. De este modo, un episodio de inflamación aguda, controlado y fisiológico (que no conlleve enfermedad), va a ayudar a regenerar tejidos y se encargará de las células infectadas o dañadas por otra razón.

En algunas ocasiones, este fenómeno de inflamación no va a responder a ninguna agresión en concreto, sino que aparecerá de forma inmotivada y será más difícil de controlar. Si se suceden estas situaciones, podremos interpretar que van apareciendo «brotes» de algún tipo de enfermedad. Estas enfermedades se conocerán como «autoinflamatorias», y aquellas en las que a través de la inflamación y autoanticuerpos se lesionen estructuras propias sanas se conocerán como «autoinmunes».

Algunos de estos patrones son los RRP (receptores de reconocimiento de patrones), los DAMP (*damage-associated molecular pattern*) o los PAMP (*pathogen-associated molecular patterns*), gracias a los cuales nuestro sistema inmune tiene automatismos de control para, a través de un reconocimiento rápido, determinar si se necesita o no inflamación. En resumen, nuestras células inmunológicas requieren ese rumbo invisible para ser influidas hacia la activación y la citotoxicidad o hacia la tolerancia inmunológica, en función de la melodía de patrones que esté sonando. Estos entran en acción por la presencia de **péptidos bacterianos**, de células dañadas o infectadas y de diferentes receptores activados por células inmunológicas. Una danza invisible que convierte la inflamación en algo mucho más sencillo que miles de proteínas inflamatorias al libre albedrío, pero más complejo que un «on/off» sobre el *background* inflamatorio.

¿A qué nos referimos con esa inflamación de fondo o *background* inflamatorio? Puede entenderse como un proceso muy lento, en muchas ocasiones imperceptible para el ojo humano, pero que, sin embargo, es de difícil control. Para entenderlo un poco mejor, si en la inflamación aguda nos podíamos imaginar un incendio forestal, en la inflamación crónica lo que tendremos es el calentamiento global. Podemos comprender su génesis y perpetuación como una serie de etapas necesarias:

- Estímulo inicial: el conocido como «primer *trigger*» o «desencadenante inmunológico» que continúa con diferentes situaciones clínicas, como pueden ser un cuadro infeccioso, un traumatismo o, incluso, una reacción a un fármaco. Del mismo modo, el cambio climático se inicia por actividades humanas que van a tener un efecto dañino en el clima y la naturaleza. En ambos casos, tanto los mecanismos inmunorreguladores como la atmósfera responden para intentar restaurar el equilibrio.
- Liberación de mediadores: en respuesta al estímulo inicial, se van a producir y liberar múltiples mediadores in-

flamatorios que atraerán células inmunológicas al foco inflamatorio, como las **citoquinas** y las quimioquinas, que reclutan células del sistema inmunitario en el lugar de la inflamación. En el cambio climático, las emisiones de gases de efecto invernadero actúan como los mediadores inflamatorios, atrapando el calor en la atmósfera y aumentando la temperatura global.

- Aflujo de células inmunitarias: tanto los macrófagos como los linfocitos llegarán al foco inflamatorio para combatir y empezar a reparar tejido dañado. Si hablamos de que los representantes de los países con mayor preponderancia sobre el orden mundial se reúnen para decidir cómo controlar y resolver el problema del calentamiento global, de esta misma forma, las células del sistema inmune evaluarán daños y empezarán a llevar a cabo acciones para controlarlos.
- Radicales libres: son productos de degradación del oxígeno, se acumulan en células sanas y tejidos bien vascularizados y suelen ser un marcador muy sensible de inflamación no controlada, del mismo modo que se acumulan gases que lesionan la capa de ozono.
- Activación de vías inflamatorias: las vías inflamatorias, como la vía del **factor nuclear kappa B** (NF-κB) y la vía de señalización de la **interleuquina-6** (IL-6) son clave en la activación del sistema inmune.
- Formación de tejido cicatricial en población de riesgo: cuando existe una inflamación prolongada se pueden dar mecanismos de reparación alterados, y, en función de la lesión inicial, comenzará el deterioro de órganos. Asimismo, la inflamación crónica puede motivar la alteración de los ecosistemas del organismo y provocar intestino y endometrio disbiótico (falta de una adecuada proporción de las bacterias), tal y como sucede con la erosión del terreno o la falta de agua consecuencia del cambio climático.

Glosario

- Neutrófilos: glóbulos blancos con gránulos de defensa. Son la primera célula de ataque de nuestro sistema inmune.
- *Natural killers*: células del sistema inmune con alta capacidad para destruir células infectadas o cancerosas.
- Quimioquinas: proteínas de inflamación que señalan el lugar adonde ha de dirigirse la respuesta inmune.
- Plaquetas: fragmentos celulares que inician la coagulación de la sangre.
- Autoanticuerpos: proteínas producidas por linfocitos B con capacidad defensiva, pero que atacan erróneamente estructuras propias (sanas) de nuestro organismo.
- Péptidos bacterianos: proteínas de las bacterias (ya sea producidas por las propias bacterias o por las estructuras que les dan forma, por ejemplo, las que constituyen su envoltura, conocida como pared bacteriana).
- Factor nuclear kappa B: proteína del núcleo de las células que regula al alza la expresión genética favorecedora de la respuesta inflamatoria.
- Citoquinas: proteínas involucradas en la activación o inhibición de la inflamación y las células del sistema inmunológico. Son las intermediarias entre el foco inflamatorio y nuestras células inmunológicas.
- Interleuquina-6: proteína proinflamatoria.

PARA RECORDAR
- La inflamación aguda cumple una función curativa y regenerativa. En condiciones normales se debe autolimitar en el tiempo.
- La inflamación crónica no cumple ninguna función fisiológica, por lo cual siempre traduce algún problema de salud.

- La inmunidad innata es la protagonista del fenómeno inflamatorio agudo, en el cual se responde de forma automática y precoz.
- La inmunidad adquirida (de memoria) puede formar parte de los procesos de inflamación crónica, con lo que se corre el riesgo de que se produzcan reacciones de autoinmunidad.
- La inflamación crónica es uno de los principales mecanismos por los cuales se pueden generar autoanticuerpos y fenómenos de autoinmunidad con el riesgo de que se desarrollen enfermedades autoinmunes.
- A modo de resumen podemos repasar la siguiente tabla:

	Inflamación aguda	Inflamación crónica
Células	Neutrófilos, monocitos/macrófagos, *natural killers*	Monocitos/macrófagos, linfocitos T, linfocitos B
Proteínas inflamatorias	TNF-α, IL-2, IL-6, IL-8	TNF-α, IL-10, IL-12, TGF-β
Duración	De horas a pocos días	De semanas a años
Funciones fisiológicas	Eliminación de patógenos, limpieza de desechos, reparación de tejidos	Mantenimiento de la inflamación, fibrosis, daño tisular prolongado
Procesos patológicos	Sepsis, shock séptico, lesión tisular por traumatismo grave	Artritis reumatoide, enfermedad inflamatoria intestinal, aterosclerosis
Ejemplos con células implicadas	Infección bacteriana (neutrófilos), quemadura (neutrófilos, macrófagos), traumatismo (neutrófilos, macrófagos)	Artritis reumatoide (macrófagos), enfermedad inflamatoria intestinal (macrófagos, linfocitos T), aterosclerosis (macrófagos)

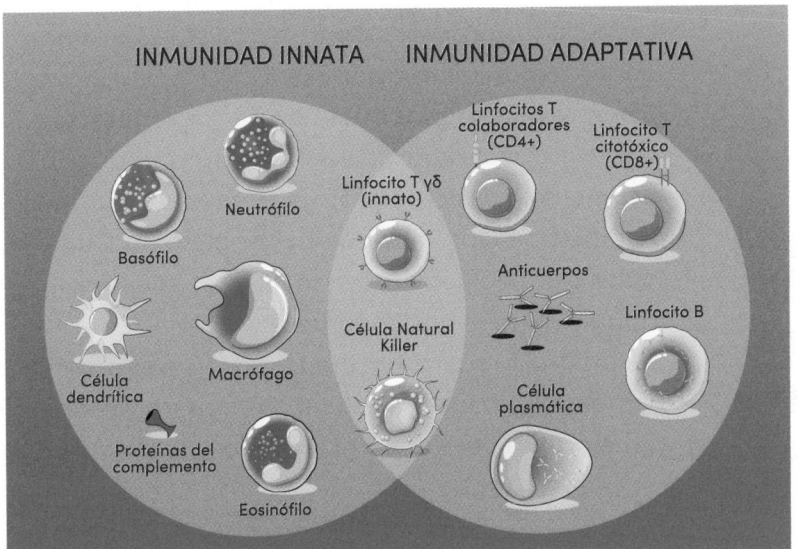

La imagen representa las células del sistema inmune, distinguiendo entre inmunidad innata (como macrófagos, neutrófilos o NK) y adaptativa (linfocitos B y T), e incluye también células puente como las dendríticas, y poblaciones intermedias como los linfocitos Tγδ, que comparten rasgos de ambas ramas del sistema inmunológico.

QUÉ PUEDES HACER TÚ

- En primer lugar, confía en tu cuerpo, escúchalo activamente, dado que el dolor, la fatiga o la debilidad no traducen normalidad.
- Detecta la inflamación crónica desde lo racional. Atiende a tu sistema digestivo, musculoesquelético o cutáneo-mucoso: suelen ser los primeros afectos por fenómenos inflamatorios de bajo grado. Las principales señales de alarma estarán relacionadas con la aparición de dolor o limitación de la función.
- Desde el momento en que se te diagnostique un proceso inflamatorio crónico deberás atender al

resto de los procesos de tu organismo para no generar más inflamación.
- Siempre que puedas busca a un equipo multidisciplinar para mejorar ese aspecto que quedó pendiente, ya sea un problema en la pisada, inflamación en las encías o sinusitis alérgica. Cualquier ejemplo es válido si se trata de mejorar tu salud y disminuir la inflamación.
- No exijas a tu cuerpo un punto más si no es estrictamente necesario. Ayúdale a regenerar tejidos y mejorar tu perfil antiinflamatorio.

LA ANÉCDOTA → Querría empezar este manuscrito compartiendo la confidencia de que una mente científica que trata de investigar la inflamación tiene mucho que ver con la figura de Perseo, enfrascado en la búsqueda de Medusa (y, de paso, en el rescate de Andrómeda). Repasemos: Perseo fue enviado a matar a Medusa, por decreto del rey Polidectes, que deseaba deshacerse de él. Era, aparentemente, misión imposible. Medusa era una gorgona con serpientes por cabellos y la útil habilidad de petrificar a sus enemigos con solo cruzar la mirada con ellos. Las Gorgonas, tres hermanas monstruosas, representaban un reto sobrehumano, enfrentarse a ellas era el viaje a una muerte segura.

Cuando empiezas a entender la fisiología del cuerpo humano y te maravillas con la gran cantidad de equilibrios que danzan en coordinación, empiezas a comprender que cada viaje de conocimiento irá más allá de las Hespérides (la isla donde vivían las Gorgonas). Enfrentarás situaciones críticas en las cuales la mirada de un paciente puede llegar a petrificarte, y al cortarle por fin la cabeza a Medusa será como si se la cortaras a una hidra (y pasarás de Perseo a Hércules de pacotilla en un plis plas). Más y más cabezas con más y más miradas.

Entender la inflamación se antoja un reto casi irrealizable, tan lleno de matices y peligrosas asunciones preformadas que uno debe avanzar con el ánimo de entender a la Gorgona y no necesitar cortarle la cabeza. Parte de este viaje quiere transmitirte todo lo aprendido de la forma más amena y sencilla posible, pero sin perder rigurosidad ni sacarte del justo trato hacia quienes se preocupan por su salud. La inflamación y nuestra fisiología ameritan un respeto, y sé que tú, lector, se lo das. Seguimos.

PARA SABER MÁS:
- Suzuki K., «Chronic inflammation as an immunological abnormality and effectiveness of exercise», *Biomolecules*, 2019, n.º 9(6), p. 223, doi: 10.3390/biom9060223 → En este artículo, Suzuki K. nos desgrana cómo la baja actividad física se relaciona con el desarrollo de síndrome metabólico y procesos de inflamación crónica.
- Koh J. H., Kim W. U., «Dysregulation of gut microbiota and chronic inflammatory disease: from epithelial defense to host immunity», *Experimental & Molecular Medicine*, 2017, n.º 49(5), p. e337, doi: 10.1038/emm.2017.55 → J. H. Koh y W. U. Kim hablan de la importancia de la microbiota intestinal para protegernos de metabolitos externos dañinos que pueden afectar a la mucosa y

romper la barrera epitelial que la forma, alterando la defensa innata que esta supone.
- Tran F., Schirmer J. H., Ratjen I., *et al.*, «Patient reported outcomes in chronic inflammatory diseases: current state, limitations and perspectives», *Front Immunol*, 2021, n.º 12, p. 614653 → Artículo interesantísimo de F. Tran y su equipo, en el que se pone de manifiesto que la inflamación tiene un papel fundamental en las enfermedades crónicas, es el principal factor debilitante e influye en la disminución de la calidad de vida.

La inflamación en tu vida

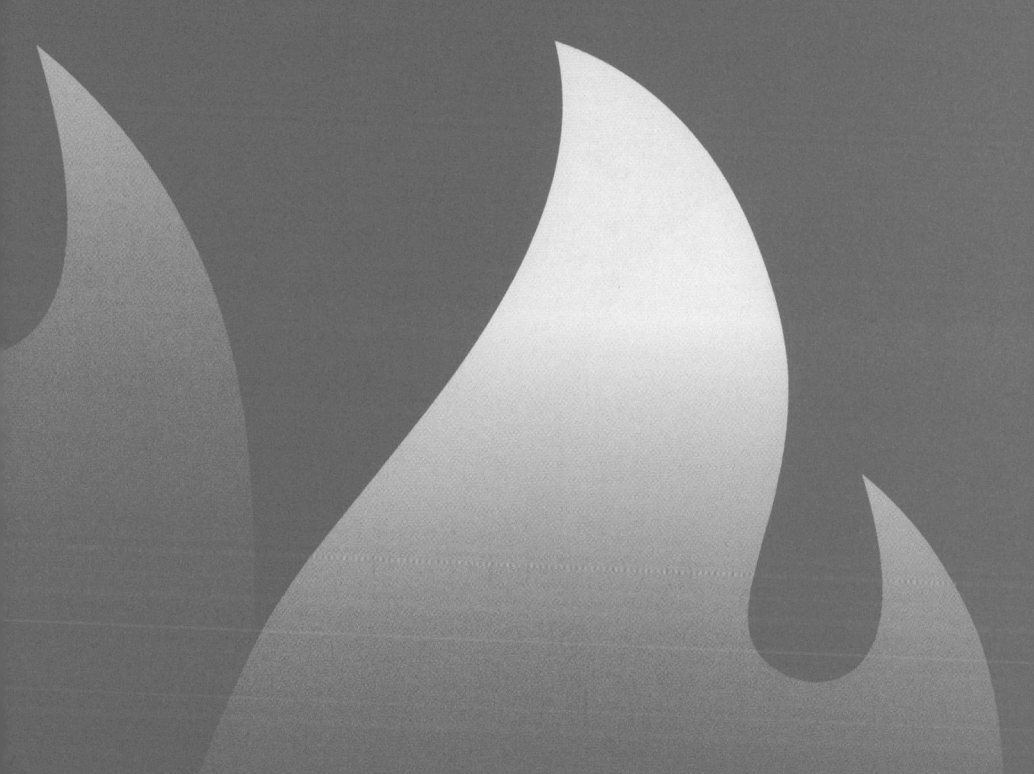

Cura sana, si no se cura hoy...

Teóricamente se curará mañana. Esta afirmación, que puedes repetirte (o repetirle a alguien) como un mantra, tiene muchas más implicaciones de las que imaginas.

Seguro que no son pocas las veces que te has sorprendido por la capacidad de recuperación que tiene tu organismo. ¿Quién no ha recibido con sorpresa un «tienes una costilla rota» o también «veo que te has hecho más de un esguince» en la visita al traumatólogo o al fisioterapeuta? Las cicatrices óseas o ligamentosas son relativamente sencillas de ver o tocar, y constituyen un aspecto inherente de nuestro sistema musculoesquelético. Detrás de esto se esconde nuestra capacidad innata de regeneración y corrección de errores. Así pues, pequeñas líneas de fractura ósea serán selladas sin impacto en nuestra movilidad, nuestro hígado regenerará parte del tejido destruido en excesos innecesarios o el endometrio de la mujer mantendrá su funcionalidad a pesar de su crecimiento y destrucción continua. Quizá, al ser conscientes de semejante prodigio, nos haya embargado en ese momento una profunda gratitud por quienquiera que sea que vela por nuestra integridad. Ahora bien, confiamos en nuestra biología como en algo indestructible e infinito, pero hay ocasiones en las que es demasiado tarde.

Cómo decirte esto sin repetirme... «Se curará mañana» es falso. Podríamos, más bien, decir: «Cura sana, cura sana, no dejes para mañana lo que puedas hacer hoy». Existe una actividad justo ahora, mientras lees, y es incansable, dinámica y eficiente.

Vamos a resumir, pues, los diferentes procesos que se han producido en este breve espacio de tiempo:

1. Vigilancia inmunológica: llevada a cabo por macrófagos residentes de los tejidos que patrullan constantemente comiendo (fagocitando) células muertas o moribundas para mantener limpio el organismo. Cabe mencionar también la función de células dendríticas, grandes pulpos con largos tentáculos que capturan fragmentos sospechosos (antígenos) y se los presentan a los linfocitos T para establecer la respuesta inmunitaria e iniciar la inflamación requerida.
2. Reconocimiento y destrucción de agentes peligrosos: aquí siguen teniendo un papel crucial los macrófagos (células capaces de formar pequeños tentáculos —pseudópodos—), que engloban a agentes sospechosos para su eliminación. Se suma la actividad incansable de los neutrófilos (célula más abundante de la inmunidad innata), con pequeñas e infinitas interacciones con su entorno, que se dedica a deglutir gérmenes, liberar sustancias antimicrobianas y establecer redes infinitas de muerte celular. En este punto aparecerá una todoterreno como la célula *natural killer*, que detectará todas las células infectadas de su entorno, ya sean células tumorales o células muertas, para destruirlas con perforinas y granzimas (proteínas de la inflamación). Aquí se requerirá la presencia de células inmunológicas más

sofisticadas, como los linfocitos, que coordinarán la respuesta inflamatoria, la amplificarán o, al contrario, decidirán resolverla.
3. Modulación y resolución de la inflamación: estos procesos son promovidos por **linfocitos T reguladores** o **macrófagos M2**, a través de proteínas antiinflamatorias como la interleuquina-10 (IL-10) o el factor de crecimiento transformante-beta (TGF-β).
4. Reparación y regeneración de tejidos: gracias a la presencia de TGF-β, así como a otros factores de crecimiento, tanto los fibroblastos como las plaquetas y las células mesenquimales llevarán a cabo la reestructuración funcional de un tejido dañado. En paralelo, las células madre comenzarán a proliferar y diferenciarse en las células que se necesitarán para terminar de regenerar el tejido.
5. Maduración del tejido formado: después de haberse resuelto la inflamación y de que se hayan establecido pautas de regeneración tisular, las células que se hayan formado se agruparán donde existía la lesión para reemplazar el tejido dañado y seguir realizando su función. La matriz celular madura y se fortalece con el paso del tiempo, aumentando su resistencia y restaurando su funcionalidad.

Como puedes ver, se van a necesitar múltiples procesos que implicarán a muchas más células y proteínas que las que forman parte de forma exclusiva del sistema inmunológico. A lo largo de las siguientes páginas iremos descubriendo todas esas realidades simultáneas y coordinadas, intentando estructurar correctamente las bases del conocimiento sobre fisiología humana y el mantenimiento de la **homeostasis** de los tejidos. ¡No te asustes! No será un compendio de medicina, solo haremos realidad aumentada sobre lo que ya está sucediendo en tu cuerpo ahora mismo.

Glosario

- Linfocitos T reguladores: células de defensa encargadas de modular la respuesta inmunológica y de evitar del mismo modo fenómenos de autorreactividad en los que el cuerpo ataque a estructuras propias.
- Macrófagos M2: macrófagos con función regenerativa e inmunomoduladora.
- Homeostasis: equilibrio interno de nuestro organismo.

Red flags

Quizá compraste este libro por su portada, porque previamente conocías *Inmunes*, o tal vez lo descubriste mientras navegabas por internet o echabas un ojo a las baldas de tu librería de confianza. Mi apuesta es que tu poderoso inconsciente hizo que lo adquirieses para darte herramientas con las que enfrentar problemas de salud o prevenir su aparición. Esa intuición que vela por tu bienestar está entrenada en detectar situaciones de alarma en tu homeostasis. Las he querido llamar *red flags* ('banderas rojas'), marcadores de peligro que deberías poder escuchar y entender:

1. DOLOR CON CARACTERÍSTICAS INFLAMATORIAS: inicio gradual, de curso subagudo pero persistente en el tiempo. Además, puedes encontrar que el dolor (en articulaciones, en un grupo muscular o en otra localización) empeore con el reposo, y que por las noches haya una mayor sensibilidad en la zona afectada (exagerada al tacto o a los cambios de temperatura), acompañándose de tirantez o rigidez. También es frecuente que se presente rigidez matutina y leve hinchazón.
2. TRASTORNOS DIGESTIVOS: se manifiestan con la presencia de dolor abdominal, síndrome diarreico, sensación de quemazón en el epigastrio, estreñimiento pertinaz,

flatulencia... Todo puede indicar inflamación no controlada. Típicamente, las diarreas serán de predominio nocturno y quizá incluso nos despierten del sueño. La presencia de sangre o moco en las heces traducen con mayor fiabilidad un origen inflamatorio, aunque pueden ser causadas por otro tipo de lesiones. También pueden darse situaciones más complejas como presentar náuseas o vómitos.

3. **FATIGA, IRRITABILIDAD, INTOLERANCIA AL EJERCICIO, MAL DESCANSO NOCTURNO:** es característica la dificultad para realizar ejercicio físico por entumecimiento y sensación prematura de fatiga. Se suele acompañar de dolor muscular sordo generalizado, que empeora con cualquier actividad física, y que acabará derivando en malestar general y falta de liberación de endorfinas (hormonas del placer), con la consecuente irritabilidad. Del mismo modo, se alterará el proceso de regeneración de tejidos típico de la noche, donde el cuerpo queda en un coordinado *stand by* con el sueño profundo. La inflamación puede derivar en problemas para alcanzar el sueño o para mantenerlo.

4. **SENSACIÓN FEBRIL, ESCALOFRÍOS, SUDORACIÓN DE PREDOMINIO NOCTURNO:** se suele decir que «por la noche sube la fiebre», y tal cosa se debe al aumento de la actividad de nuestro sistema inmunológico. Por ello, sentirse más cansado de lo habitual, tener sensación de frío o escalofríos, o una importante sudoración nocturna, son síntomas que atender ante el riesgo de que sean cursados por una inflamación no filiada o descontrolada.

5. **PÉRDIDA DE FUNCIÓN O LIMITACIÓN DE LA FUNCIONALIDAD DE UN MIEMBRO:** la movilidad de una extremidad viene dada por un correcto funcionamiento de la articulación, así como por la transmisión del impulso nervioso hacia la musculatura efectora. Pues bien, la

inflamación puede centrarse en cualquiera de estas estructuras y causar artritis, sinovitis, tendinitis, o incluso dañar las vainas de los nervios (neuropatía). Todo ello sumado será suficiente para que suframos limitaciones en el movimiento o no seamos capaces de tener una percepción buena de la presión, del dolor, de la temperatura o la vibración.

6. **TRASTORNO COGNITIVO Y PROBLEMAS DE CONCENTRACIÓN**: normalizamos el no poder establecer un correcto flujo de pensamiento, que se produzcan olvidos en situaciones cotidianas, o no haber retenido una lección que estuvimos estudiando hace unas semanas. De hecho, puede ser normal si no tiene un impacto negativo en tu día a día. No obstante (a pesar de las múltiples distracciones y microinterrupciones que nos rodean), quiero poner el acento en esas situaciones de embotamiento o aturdimiento, totalmente inmotivadas, que nos entorpecen y empobrecen de forma progresiva. La famosa niebla mental puede venir dada por problemas médicos tales como la deshidratación, falta de sueño, estrés o ansiedad, pero también por neuroinflamación.

7. **PÉRDIDA DE PESO Y DE APETITO**: se puede conocer médicamente como «anorexia» (sin tener que relacionarse necesariamente con un trastorno dismórfico corporal), y va a implicar gravedad, ya que no hay nada que consuma más al organismo que la inflamación sostenida. Esta es probablemente la *red flag* más importante de todas, y siempre convendrá una valoración médica.

8. **INFECCIONES DE REPETICIÓN**: te levantas un día con un leve moqueo y al caer la noche tienes más congestión nasal, lagrimeo y dolor articular. Has «cogido algún virus» y ya sabes de memoria qué vendrá en los siguientes días. Sentirte con más o menos energía en función de cómo descanses por la noche y el síndrome febril

acompañante, así como ir viendo la evolución de los síntomas con resignación e impaciencia. Habitualmente no va más allá de 2-3 días en los que el cuerpo se pone en modo *stand by* para eliminar del modo más eficiente la infección. Supongamos que pasado un mes vuelves a tener un cuadro infeccioso, esta vez de tipo gastrointestinal, con vómitos y diarrea. La tercera infección (por ejemplo, urinaria) la vamos a explicar porque has perdido bacterias buenas en los anteriores procesos de eliminación de virus y formación de moco. Pero ya no te recuperas, vuelves a tener fiebre, tos y moco, y de forma circular van apareciendo infecciones que te hacen reflexionar... ¿Debería cuidarme más? Posiblemente sí, y dentro de dicho autocuidado está entender que esa falta de solvencia para defendernos viene a traducir un agotamiento inmunológico que acostumbra a estar causado o por una inmunodeficiencia, o por no poder atender a todos los focos de inflamación dispersos por nuestro organismo. Sí, la misma inflamación que usan nuestras defensas para destruir al enemigo termina dañando al mismo sistema inmune, acentuando nuestra debilidad ante nuevas infecciones; así de interesante es el organismo.

9. **INFERTILIDAD DE CAUSA DESCONOCIDA**: la infertilidad o subfertilidad (me gusta más este último término por englobar a más personas) puede afectar a una de cada tres parejas, o a las madres solteras, en búsqueda gestacional, y se caracteriza por la imposibilidad para concebir o por presentar abortos o complicaciones durante el embarazo. La principal causa es un *continuum* entre el retraso en la edad de la búsqueda con el consiguiente empeoramiento de la calidad de los gametos (óvulos y espermatozoides), y el estrés físico y químico al que estos están sometidos, unido a los factores inflamatorios e

inmunológicos no diagnosticados. De hecho, va de la mano el entender que un grupo de espermatozoides en un varón de cuarenta años con problemas inflamatorios y diferentes generadores de estrés oxidativo va a tener un peor pronóstico que el de otro diez años más joven y con actividad física regular que no haya estado expuesto a tóxicos ambientales. Y del mismo modo sucede con los ovocitos femeninos, que pueden estar sometidos a trastornos inflamatorios locales (por ejemplo, en el caso de una **endometriosis**) o sistémicos (enfermedades crónicas, ya sean inmunológicas o metabólicas).

RED FLAGS

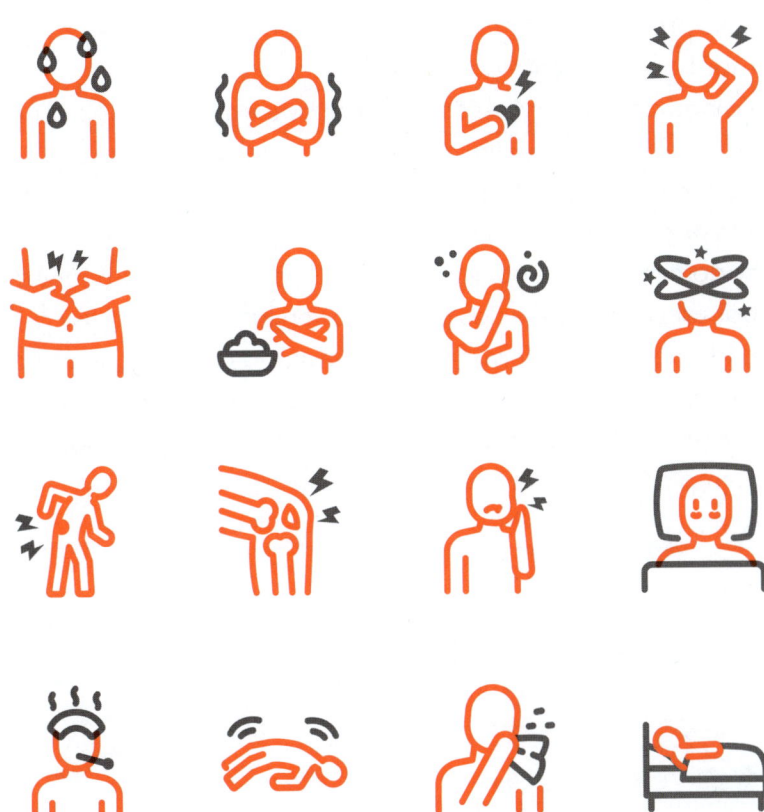

10. SIGNOS FÍSICOS O ANALÍTICOS COMPATIBLES CON IN-FLAMACIÓN: este último punto, por obvio que parezca, merece ser recordado; y es que, tanto si aparecen marcadores de inflamación en una analítica rutinaria como si la observamos en nuestro cuerpo, debemos poner la lupa sobre ello, y no dejar que evolucione a la espera de que se limite sin ninguna actuación.

Glosario

– Epigastrio: cuadrante superior central de nuestro abdomen. Si se presenta dolor en la zona pueden sospecharse problemas habitualmente gastroesofágicos.
– Vainas de los nervios: estructuras que envuelven las conexiones que establecen las neuronas para comunicarse desde el cerebro hasta la periferia.
– Trastorno dismórfico corporal: trastorno mental caracterizado por una preocupación obsesiva y desproporcionada por uno o más defectos percibidos en la apariencia física.
– Endometriosis: enfermedad inflamatoria crónica que se caracteriza por el crecimiento de tejido endometrial de forma invasiva sobre tejidos ginecológicos o de su alrededor (por ejemplo, en la zona intestinal).

Efecto dominó

¿Te has tomado el tiempo necesario para ir colocando fichas de dominó una tras otra, temiendo que el azar o tu falta de paciencia o tino lo derriben todo? Es hipnótico contemplar desde diferentes ángulos cómo quedaron colocadas las piezas. Contienes la respiración y te acercas para ver la mínima separación que dejaste en algunos puntos, casi con algo de travesura por querer inducir ese contacto y la posterior caída de todas ellas. Cuando finalmente decides tumbar la primera de las piezas, pasas a querer que suceda lo contrario que unos segundos antes. Deseas que no haya habido errores en la alineación ni en las distancias entre las fichas, que las bisectrices y caminos que formaste tengan la angulación correcta, y que se complete hasta el final todo el recorrido para deleite de los sentidos. Pues, querido lector, algo así sucede con la inflamación.

Vamos a imaginarnos colocando una a una las diferentes piezas de dominó, empezando por los receptores de patrones, lo que vienen siendo unos receptores celulares que van a reconocer cambios en el microambiente de un tejido provocados por daños en esas células, o bien por la presencia de gérmenes alrededor de estas. Nuestras dos primeras piezas podremos decir que son los DAMP (patrones moleculares asociados a daños) y los PAMP (patrones moleculares asociados a patógenos), seguidas de otras dos piezas: los TLR

(*Toll-like receptors*) y el NF-κB (factor nuclear kappa B). Esta primera lesión o la presencia de patógenos serán recibidas por receptores de las células del entorno, que posteriormente activarán su acción sobre el núcleo. A partir de aquí, las siguientes piezas vienen dadas por la lectura de genes que almacenan un código proinflamatorio (información clave para empezar a promover la inflamación), así como por la producción de las proteínas de inflamación TNF-α y las interleuquinas 1 y 6. ¡Ya han caído diez piezas de nuestro efecto dominó y solo acaba de empezar! A partir de ahora, comienzan a aparecer células del sistema inmune capaces de fabricar otras proteínas que atraerán más células al foco inflamatorio. Es en este punto donde se van a abrir diferentes caminos y nuestro efecto dominó se va a volver arborescente:

- Por un lado, la **vía de la interleuquina-1** implicará a macrófagos, monocitos, células dendríticas (al fin y al cabo, células que presentan antígenos, las primeras en señalar un peligro). En este punto, a través de mecanismos de inflamación, se perpetuará la activación de células inmunológicas para seguir reclutando a más componentes del sistema inmune. **Continúa liberándose TNF** por parte de las células de los vasos sanguíneos (células endoteliales) que expresan las conocidas como «moléculas de adhesión» (ICAM-1, VCAM-1), las cuales facilitan el paso de células inmunitarias al interior de los capilares sanguíneos. Aquí son una de las células predominantes del sistema inmune (neutrófilos) las principales en ser atraídas al foco inflamatorio, donde secretan interleuquina-8. De nuevo, se vuelve a activar la producción de interleuquina-1 por parte de macrófagos para perpetuar la respuesta inflamatoria.

- Por otro lado, existe la **vía de la interleuquina-6** (IL-6), que llega un poco más tarde y será producida principalmente por células de inmunidad adquirida o por células endoteliales. La siguiente ficha de nuestro dominó será la activación que esta IL-6 ejercerá sobre los hepatocitos (células del hígado encargadas de fabricar proteínas proinflamatorias). Esta activación se lleva a cabo por una vía conocida como **JAKSTAT**. Finalmente se reclutarán más células del sistema inmune que se diferenciarán en dos estirpes distintas. Por un lado, los linfocitos T serán linfocitos «T helper» o colaboradores (organizadores de la respuesta inmunológica) y, por otro, los linfocitos B serán células plasmáticas (productoras de anticuerpos).

- Por último, **la vía del TNF-α** viene dada por esa producción posterior al estímulo de células presentadoras de antígeno, en la cual se termina reclutando al resto de las células inmunológicas: células *natural killer*, linfocitos T y células dendríticas. A partir de aquí, tanto las células endoteliales como los macrófagos e incluso los fibroblastos (células de la matriz celular, sustancia que hace de sostén de todos los tejidos) van a promocionar en su superficie receptores del TNF (TNFR1 y TNFR2). La unión del TNF-α con sus receptores amplificarán la inflamación producida por todas las células inmunitarias, aumentando así el círculo vicioso de la inflamación.

Se trata, pues, de tres caminos que pueden divergir inicialmente para terminar convergiendo y formar un bucle interminable que asegure los mecanismos de inflamación. Esa inflamación tan bien estructurada, tan capaz de perpetuarse, será un gran aliado para defendernos de agresiones externas, pero, también, una poderosa arma de doble filo que tiene nuestro organismo para avisarnos de que algo no está funcionando correctamente.

Glosario

– *Toll-like receptors*: receptores situados en las células defensivas para reconocer componentes de microorganismos, toxinas o patrones de inflamación.

- Células dendríticas: células presentadoras de antígenos que sirven de nexo entre la primera respuesta inmune y la inmunidad adaptativa. Presentarán antígenos a los linfocitos T para que se pueda amplificar y secuenciar la respuesta inflamatoria.
- ICAM-1 (*intercellular cell adhesion molecule 1*): se trata de una molécula que se expresa en las células de los vasos sanguíneos para favorecer la adhesión de células inmunológicas.
- VCAM-1 (*vascular cell adhesion molecule 1*): molécula similar a ICAM-1 que potencia la migración de los leucocitos al foco inflamatorio.
- Interleuquina-8: proteína que producen células presentadoras de antígeno para atraer y activar los neutrófilos.
- Vía JAKSTAT: ruta de señalización que activará la respuesta inmunológica.

PARA RECORDAR
- Los mecanismos productores y finalizadores de la reacción inflamatoria están continuamente activos, ya sea controlando pequeños focos de infección, regenerando tejidos o limpiando detritus en algún recóndito lugar de nuestro organismo.
- La inflamación crónica puede aparecer con más de mil caras; una máscara cambiante que puede afectar de forma indistinta a cualquier órgano del organismo.
- Los productos de la inflamación son más activos y están menos suprimidos por la noche, por lo que cualquier afección que empeore en horario nocturno nos puede hacer sospechar que sea de índole inflamatoria.
- El proceso inflamatorio tiene múltiples vías para perpetuarse y asegurar su continuo funcionamien-

to. Una vez que se inicia el efecto dominó, es realmente complejo pararlo, de ahí que la observación constante y, más aún, la prevención sean muy importantes.

- Las proteínas de la inflamación tienen diferentes receptores en las células de su entorno, que irán aumentando conforme la inflamación se cronifique. Esto asegura una respuesta cada vez más sólida ante los distintos estímulos, pero también una mayor dificultad para parar y controlar.
- A modo de resumen, podemos echar un vistazo a la siguiente tabla:

	Funciones	Células productoras / Células sobre las que actúa
Interleuquina-1	Productora de inflamación a nivel global, principal citoquina del foco inflamatorio	Producida por macrófagos, células dendríticas y monocitos. Actúa sobre células endoteliales, hepatocitos, linfocitos T y otras células presentadoras de antígeno
Interleuquina-2	Promueve la inflamación a través de las células NK y de los linfocitos T	Producida por linfocitos T activados. Actúa sobre linfocitos T, células NK y linfocitos B
Interleuquina-6	Promueve la inflamación a través de su acción sobre el hígado. Activa la diferenciación del linfocito B en célula plasmática, productora de anticuerpos	Producida por macrófagos, células endoteliales, células epiteliales, células dendríticas. Actúa sobre hepatocitos y posteriormente sobre linfocitos
Interleuquina-8	Acción directa sobre los neutrófilos, amplificando su función	Producida por macrófagos, células endoteliales y fibroblastos. Actúa sobre neutrófilos

	Funciones	Células productoras / Células sobre las que actúa
Interleuquina-10	Inhibe la respuesta inflamatoria, suprime la actividad de macrófagos y células dendríticas	Producida por linfocitos T reguladores, macrófagos y células dendríticas. Actúa sobre macrófagos, células dendríticas y linfocitos T
TNF-α	Estimula la producción de moléculas inflamatorias y recluta células del sistema inmunológico	Producido por macrófagos, células dendríticas, células NK, linfocitos T. Actúa sobre todas las células del sistema inmune, así como sobre fibroblastos y células epiteliales

QUÉ PUEDES HACER TÚ

- Dale a tu sistema de inflamación las herramientas para que pueda realizar correctamente su función: ejercicio físico para tener tejido que reparar, nutrientes esenciales para poder formar todo tipo de proteínas, descanso nocturno para depurar bien sus productos de desecho.
- Pon especial atención a los síntomas de aparición nocturna, y, si ves que persisten, programa una visita médica.
- La inflamación aguda puede iniciar un efecto dominó más difícil de extinguir de lo que imaginas, así que no pases por alto su aparición y activa mecanismos para limitarla.
- Si tienes dudas de cómo está tu sistema inflamatorio, puedes recurrir de forma puntual a un estudio analítico donde veas los niveles de las diferentes proteínas inflamatorias.

- No es recomendable interpretar analíticas de sangre en las que aparecen marcadores inflamatorios sin saber el contexto donde se realizaron. Las proteínas inflamatorias son cambiantes, y sus niveles solo se deberían monitorizar con sospecha clínica.

LA ANÉCDOTA → La inflamación es un concepto descrito desde la antigua Grecia, y posteriormente evidenciado con mayor detalle en estudios de anatomía patológica (microscopio) y biología molecular en los últimos dos siglos. No obstante, se ha conocido mucho mejor su función y detalle gracias a la aparición de los antiinflamatorios (fármacos con capacidad para reducir la inflamación). En el Egipto de hace cuatro mil años ya se usaba la corteza de sauce para tratar el dolor y la fiebre. Siguió usándose de manera rudimentaria hasta que, en el siglo XVIII, un clérigo inglés llamado Edward Stone hipotetizó que el sauce crecía en regiones húmedas para paliar el reuma (conocido por ser un dolor articular inflamatorio empeorado por ambientes húmedos). Stone logró aislar, sin saberlo, el principio activo del sauce (la salicina), que fue usada por él mismo después de haber triturado corteza de sauce para tratar la fiebre de 50 enfermos a su cargo. Visto con perspectiva, tiene un mérito increíble hacer este progreso cuando la fiebre era explicada por la teoría de los humores como un desequilibrio entre bilis amarilla, bilis negra, sangre y flema (y cuando el tratamiento establecido hasta entonces eran las sangrías o purgas). E incluso, más difícil todavía, poder explicar que un polvo sacado de la corteza de sauce podía hacer frente a espíritus malignos o castigos divinos que causaban la elevación de la temperatura de un paciente. Stone comunicó a la Royal Society de Londres que todos sus pacientes habían experimentado una mejoría total o parcial, y este se convirtió en uno de los principales logros de la historia de la medicina. En el siglo XIX el desarrollo del ácido acetilsalicílico, comúnmente conocido como «aspirina», por parte de Felix Hoffmann, de Bayer (concretamente en 1897), estableció el punto de partida para desarrollar el resto de los fármacos extraídos de principios activos purificados de plantas. Esta molécula, a la que, como hemos dicho, se la conoce con el nombre de «aspirina», merece que le dediquemos esta anécdota no solo por su bajo coste y elevada efectividad, sino por cómo ha logrado ser accesible para millones de personas. Ha aliviado el dolor de generaciones, ha permitido tratar la inflamación ósea invalidante o controlar la fiebre alta y sostenida hasta convertirla en una temperatura corporal razonable y segura en muchos niños. Además, durante el siglo XX se le descubrió otra propiedad maravillosa, y es su capacidad para impedir la formación de trombos por parte de plaquetas, lo que la convierte en un fármaco fundamental en la prevención y tratamiento del infarto de miocardio, el ictus o la insuficiencia arterial. De modo resumido, podemos separar sus acciones de la siguiente forma:

- Inhibición de la ciclooxigenasa (COX): bloquea la acción de enzimas COX, que son las principales responsables de que se produzcan precursores de la inflamación como prostaglandinas y tromboxanos.

- Efecto antiplaquetario: como hemos dicho, tiene un efecto protector sobre la formación de coágulos por parte de las plaquetas, concretamente al inhibir la formación de tromboxano A2 (responsable de la agregación plaquetaria y la vasoconstricción).
- Efecto antiinflamatorio: disminuye la producción de proteínas inflamatorias como las prostaglandinas y también estabiliza la membrana de las células del foco inflamatorio para evitar su destrucción y la liberación de precursores proinflamatorios. Este efecto será clave para prevenir o tratar la fiebre.
- Efecto analgésico: también tiene la propiedad de reducir la sensibilidad al dolor tanto en el sistema nervioso periférico (nervios) como en el sistema nervioso central (cerebral).

ESQUEMA DE LA MOLÉCULA DE LA ASPIRINA

PARA SABER MÁS:

- Cooke J. P., «Inflammation and its role in regeneration and repair», *Circulation Research*, 2019, n.º 124(8), pp. 1166-1168, doi: 10.1161/CIRCRESAHA.118.314669 → Este artículo de J. P. Cooke habla de cómo existe una señalización automática de las células precursoras de inflamación que otorga «plasticidad» celular o capacidad adaptativa o de respuestas.
- Muley M. M., Krustev E., McDougall J. J., «Preclinical assessment of inflammatory pain», *CNS Neuroscience Therapeutics*, 2016, n.º 22(2), pp. 88-101, doi: 10.1111/cns.12486 → El equipo de J. J. McDougall relata a la perfección los mecanismos por los cuales se puede generar un dolor de causa inflamatoria. En concreto, describe el mecanismo fisiopatológico mediante el cual se promociona la inflamación en tejidos como la piel, el hueso o el intestino.
- Liu C., Chu D., Kalantar-Zadeh K., George J., Young H. A., Liu G., «Cytokines: from clinical significance to quantification», *Advanced Science (Weinh)*, 2021, n.º 8(15), p. e2004433, doi: 10.1002/advs.202004433 → Revisión pormenorizada de todas las proteínas inflamatorias o antiinflamatorias (citoquinas), así como de los diferentes medios para su estudio y cuantificación.

Función de la inflamación

Química e inmunidad

Decía mi admirado Isaac Asimov: «La vida es una danza temporal de átomos que se recombinan en reacciones químicas específicas que permitan la existencia». Del mismo modo, nuestro cuerpo humano es un microcosmos dentro del gran cosmos de seres vivos en el que las reacciones químicas marcan la pauta que se debe seguir. Todos estos procesos pueden ser más o menos conocidos, pero el nivel de coordinación que los regula escapa a nuestro entendimiento primario. Así como un R. Daneel Olivaw cualquiera podría alardear de no malgastar un ápice de energía, nuestra química también puede enorgullecerse. Reacciones en cadena que nos suministran energía digiriendo hidratos de carbono, empaquetando energía en forma de grasa o sintetizando proteínas con el sobrante de aminoácidos. Reacciones de transporte de nutrientes, detoxificación hepática o regeneración de tejidos..., todo en sincronía. Aunque, si me pidieran esbozar la reacción química por excelencia de nuestro organismo, sin duda, tendría que hablar de la inflamación.

Recuerdo mis prácticas de bioquímica cuando estudiaba la carrera de Medicina, cómo me maravillaba el matraz de Erlenmeyer, en gran parte debido a esa aura de ciencias puras complementada por la pasión de los profesores, que elevaban cada reacción química al escalafón de Marie Curie. Siempre que veía esa forma perfecta que tantas veces había imaginado, sentía que la ciencia iba a cautivarme de por vida. Un entorno controlado con muchas variables con las que jugar, una suerte de alquimia de principiante. Y, mientras aprendías a mezclar los principales reactivos y a observar los cambios producidos en los estados físicos de la materia, tu organismo reproducía una cantidad obscena de reacciones mucho más complejas en un entorno vivo, como es el interior de los tejidos y vasos sanguíneos.

Reacciones para generar daño ante una infección, como pueden ser las causadas por las proteínas de la inflamación, o las producidas por compuestos orgánicos como la histamina, las prostaglandinas o los leucotrienos, capaces de aumentar el calibre y permeabilidad de los vasos sanguíneos. Y es que la inflamación necesita el efecto osmótico de iones sodio y potasio, así como la acidificación del pH por el ácido láctico producido en la batalla de la inmunidad. El equilibrio de la química de la inflamación viene dado también por compuestos inorgánicos producidos por las células de defensa, como puede ser el ácido hipocloroso con el que los neutrófilos bañan a las bacterias invasoras para eliminarlas. Y, de forma predominante, veremos que una reacción química prevalece sobre las demás, aquella que involucra al gran acelerador conocido de la química y la física: el oxígeno. Y no, no me refiero al intercambio gaseoso en el que los eritrocitos cambian esas bolitas de oxígeno cargadas de dióxido de carbono por otras más «puras» en concentración de oxígeno. Me refiero a un arsenal de bombas químicas, una suerte de *pinball* endemoniado en el que van rebotando «especies reactivas de oxígeno» (así se las conoce), sin dañar en exceso estructuras sanas, mientras destruyen todos los enemigos de su alrededor. Este primer concepto nos servirá para ver más adelante el del estrés oxidativo. Dicho mecanismo de defensa química está en boca de todos por su relación con el envejecimiento, la demencia, el dolor o la fertilidad. No obstante, yendo a la base de todo, es maravilloso reconocer los pequeños aceleradores de partículas en los que nuestro organismo ha conseguido controlar la química (y física) del oxígeno a su antojo. Aunque, por otro lado, es importante puntualizar cómo, en situaciones de estrés continuado o falta de agentes antioxidantes, esta química se puede volver en nuestra contra, dañando estructuras propias sanas y debilitando nuestra salud. De forma secuencial, las reacciones químicas del estrés oxidativo serían estas:

1. Producción de superóxido (O_2-): es básicamente oxígeno cargado de electrones. Una primera carga de estática para tensar el ambiente y empezar a reaccionar con otros compuestos químicos. A este superóxido lo vamos a conocer de forma más coloquial como «radical libre», al tener esa carga negativa no apareada. Posee una elevada reactividad y puede llegar a dañar por sí mismo membranas de células y proteínas, o inducir mutaciones en el ADN.

2. Formación de peróxido de hidrógeno (H_2O_2), lo que viene siendo agua oxigenada: si conoces este producto químico ya sabes cuál es su principal función: limpiar, esterilizar, destruir. Una bomba química extremadamente potente, formada gracias al superóxido dismutasa, una enzima que va a conseguir estabilizar el superóxido e incorporar sus cargas electrónicas a los protones circulantes formando agua oxigenada y liberando oxígeno puro. Este peróxido de hidrógeno es menos reactivo y más seguro, aunque sigue siendo perjudicial en altas concentraciones. Tradicionalmente se ha utilizado para limpiar heridas, pero hoy en día su uso

tópico ha quedado en desuso para heridas abiertas, ya que puede dañar el tejido sano e interferir con la cicatrización. A nivel intracelular, sin embargo, el peróxido de hidrógeno actúa como una molécula señalizadora, modulando procesos inflamatorios. Es decir, puede ser tanto un destructor como un mensajero, dependiendo del contexto.

3. Nueva aceleración en presencia de metales: hasta ahora, hemos visto que el peróxido de hidrógeno puede actuar como un destructor o como un mensajero. Pero la cosa se complica aún más cuando entran en juego algunos metales. Por ejemplo, hay algunas infecciones que pueden destruir los glóbulos rojos (una situación francamente grave conocida como «hemólisis»). Del interior de los glóbulos rojos saldrá el grupo hemo cargado de hierro. Pues bien, el peróxido de hidrógeno (H_2O_2) se va a combinar con esos metales de transición en lo que se conoce como «reacción de Fenton», convirtiéndose en radicales hidroxilo (OH^-), altamente reactivos.

4. Peroxidación lipídica: se trata de la incorporación de estos hidroxilos (OH^-) a las membranas de las células, oxidando los **ácidos grasos poliinsaturados** y destruyéndolos. ¿Sabes dónde están estas grasas? En todas las membranas que protegen las células de nuestro organismo. Por esto la destrucción de la membrana celular derivará, tarde o temprano, con casi total seguridad, en la muerte de esa célula (imagina un queso gruyer).

Todas estas reacciones (y muchas más) terminan activando en nuestro organismo vías de respuesta al estrés, como puede ser la del **Nrf2**, en la que se generarán agentes antioxidantes y citoprotectores para controlar la inflamación provocada. Todo ello, coordinado en una danza infinita de idas y venidas de pura química. Se trata de un equilibrio difícil de mantener, sobre todo en la época actual, en la que no somos conscientes del grado de presión al que llegamos a someter a nuestro organismo.

Todo esto no ocurre al margen del sistema inmunitario. De hecho, muchas de estas reacciones las activan precisamente células inmunitarias como los neutrófilos, que liberan peróxido de hidrógeno en su lucha contra los patógenos.

La inmunidad, por tanto, tiene la capacidad de formar respuestas químicas eficaces, encargadas de destruir, reparar e incluso desacelerar la inflamación.

Glosario

- R. Daneel Olivaw: robot protagonista de los principales libros de Isaac Asimov, como *El sol desnudo* o *Los robots del amanecer*. A lo largo de las novelas su comprensión de la ética de las leyes de la robótica evoluciona admirablemente. En *Robots e Imperio*, dice: «Mi función es proteger a la humanidad, no simplemente a los seres humanos individuales».
- Matraz de Erlenmeyer: el más icónico de los recipientes usados en química. Superreconocible por su boquilla estrecha y su base ancha, muy útil para mezclar y calentar líquidos.
- Marie Curie: física y química ganadora del Premio Nobel en ambas disciplinas. Descubrió varios elementos radiactivos (de hecho, es la descubridora de la radiactividad en sí), con lo que sentó las bases del radiodiagnóstico (rayos X) y la radioterapia.
- Histamina: sustancia producida por las células inmunitarias para aumentar el calibre de los vasos sanguíneos, favoreciendo la llegada de otras células inmunológicas al foco inflamatorio.

- Prostaglandinas: compuestos químicos involucrados en amplificar la respuesta inflamatoria y regular la presión arterial.
- Leucotrienos: mediadores de la inflamación involucrados en la respuesta automática, típica de las reacciones alérgicas.
- Osmótico: paso del agua entre diferentes membranas en función de la concentración que haya en ambos compartimentos.
- Eritrocitos: también llamados «glóbulos rojos», son los encargados de transportar el oxígeno por los tejidos.
- Ácidos grasos poliinsaturados: grasas con múltiples enlaces susceptibles a la oxidación.
- Nrf2 (*nuclear factor erythroid 2-related factor 2*): proteína que actúa como sensor celular del estrés.

Reconocimiento de patrones

Hasta ahora hemos ido imaginando la inflamación como un caos ordenado, en el que van apareciendo diferentes células cargadas de armamento químico y sin demasiadas ganas de diálogo con los agentes invasores. Todo esto, en situaciones de alta intensidad, puede parecer un «sálvese quien pueda» cada vez que se produce un foco inflamatorio. Nada más lejos de la realidad. Existe una matriz (casi) imposible de hackear, que va ordenando los diferentes caminos que trazará la inflamación. Se trata de patrones moleculares, de activación o inhibición de la respuesta inmunológica innata. Esa respuesta inmune inmediata, automática, será capaz de reconocer patrones en el *matrix* de nuestro organismo. Imaginemos pues a nuestro adorado Keanu Reeves interpretando su excelente personaje de Neo, en un vasto espacio digital, con el código verde característico lloviendo a su alrededor. Lo van a rodear diferentes hologramas que serán representaciones de patógenos o células dañadas. Vemos a través de sus ojos cómo se va formando un código legible con las letras «LPS». Este código significa «lipopolisacáridos», y es un patrón característico de las bacterias gram negativas. Nuestro protagonista ha conseguido descifrarlo gracias a los receptores

Toll-like de membrana. Me encantaría hablar ahora mismo de estos receptores, pero nos los reservamos para la anécdota, porque son increíbles. Dejémoslo ahora mismo en que son una serie de receptores proteicos capaces de detectar todos estos cambios del microambiente del foco inflamatorio.

Seguimos descifrando el *matrix* de la inflamación con la aparición del característico verde incandescente, que esta vez dibuja las iniciales LTA (**ácido lipoteicoico**). La presencia de este ácido advierte a Neo de la existencia de la otra gran familia de las bacterias, las **gram positivas**. También puede aparecer material genético viral (**ARN mensajero** de los virus), que es clave para detectar la presencia de estos microorganismos. Neo volverá a leer la matriz y dará orden de que se vayan fabricando **interferones tipo-1** para combatir la invasión enemiga. Durante la batalla pueden aparecer **proteínas de shock térmico**, leídas como una señal inequívoca de daño celular aliado, por lo que tendrán que iniciarse mecanismos de reparación y limpieza mientras se sigue luchando. Y así se puede resumir el modo en que se reconocen los patrones de patógenos (bacterias, virus) y los daños (células muertas). Cuando las señales asociadas a patógenos o a daño celular disminuyan, Neo podrá modificar el patrón de respuesta. Se reprograma la respuesta de las células del sistema inmune, y las células presentadoras de antígenos son sustituidas por células de regeneración de tejidos, predominando la liberación de proteínas antiinflamatorias e inmunosupresoras. Y así termina la respuesta inflamatoria, ajustando el *matrix* entre la destrucción de agentes invasores y la posterior regeneración de tejidos que hayan sido dañados. Al final del proceso, la inmunosupresión vuelve a cambiar a un estado de inmunotolerancia, a la espera de nuevos patrones, que serán leídos de manera inmediata por nuestro protector, el sistema inmune.

¿SABÍAS QUE? El mítico código verde de *Matrix* está compuesto por caracteres japoneses escaneados de libros de cocina, incluidas recetas de sushi. Puedes imaginar ahora a Neo revisando la cantidad de sashimi o makis que lleva el menú del día. Su creador, Simon Whiteley, confirmó que utilizó símbolos japoneses tomados de un libro de su esposa y también intercaló elementos más artísticos.

Glosario

- Neo: protagonista de la saga de películas de *Matrix*, interpretado por Keanu Reeves. Se trata del elegido que debe explicar el código matriz en el que está oculta nuestra realidad.
- Lipopolisacáridos: moléculas de la pared bacteriana que reconocidas por el sistema inmune y que avisan de un peligro.
- Bacterias gram negativas: bacterias que al microscopio aparecen de color rosáceo al no retener el colorante con el que se tiñen las muestras en las que se investiga su presencia. Esto es debido a que tienen una membrana externa delgada, muy difícil de teñirse.
- Ácido lipoteicoico: componente fundamental de la pared celular de las bacterias gram positivas. Es reconocido por el sistema inmune como otro marcador de peligro para activar la respuesta inflamatoria.
- Bacterias gram positivas: retienen el colorante gram, tiñéndose de color violeta, por el grosor de su pared celular.
- ARN mensajero: material genético que contienen los virus. También puede ser interpretado como una señal de riesgo ante una infección.
- Interferón tipo 1: proteínas inflamatorias producidas por las células del sistema inmune ante la presencia de virus.
- Proteínas de shock térmico: proteínas que producen las células en respuesta a los daños causados sobre sí mismas o sobre su entorno.

Control de daños

Nuestro organismo necesita de automatismos para evitar destruirse a sí mismo en cada lucha que lleve a cabo. Al igual que en un conflicto bélico, las estrategias a largo plazo y las tácticas a corto pueden ser determinantes para resolver correctamente la inflamación. Nuestro sistema inmunológico no va a tener miedo de sacrificarse, ni mucho menos se va a amilanar retirándose de una batalla, si gracias a ello se garantiza una victoria con el menor número de daños colaterales posibles. Estos daños pueden variar desde una afectación local transitoria hasta una inflamación sostenida que, al cronificarse, termine deteriorando todas las estructuras del cuerpo humano. Un daño crónico puede llevar a una articulación a la deformidad permanente o a la pérdida de su función, como sucede, por ejemplo, en la artritis reumatoide. El tejido lesionado tiene más riesgo de quedar cicatrizado, sufrir infecciones o crecer de forma anárquica. Es por ello por lo que nuestra inmunidad sabe lo importante que es tanto activar la inflamación como contenerla. Así pues, volviendo al control de daños del foco inflamatorio, podemos ver cómo no está tan alejado de lo planteado en el campo de batalla:

- APOPTOSIS: tierra quemada en la huida del ejército ruso de las tropas de Napoleón. Allá por el año 1812, cuando la

Grande Armée intentaba someter a Rusia, los ejércitos del zar se resistieron con una táctica que consistía en quemar recursos agrícolas, forrajes, terrenos de pasto, caminos e incluso aldeas mientras huían hacia el interior del país. ¿El resultado? La retirada de los franceses, cosa que supuso un punto de inflexión crucial en las guerras napoleónicas. Del mismo modo, nuestro organismo tiene su propia «tierra quemada» en la apoptosis, o muerte celular programada. Podríamos definir este proceso como un suicidio celular orquestado en donde la célula se desmantela a sí misma de manera ordenada: fragmenta su ADN, condensa su núcleo, forma vesículas con sus restos (**cuerpos apoptóticos**), y todo ello sin liberar ningún tipo de contenido inflamatorio, lo que evita que se produzca la necrosis, una situación mucho más compleja de gestionar.

¿SABÍAS QUÉ? La necrosis es una suerte de caos en el que las células van muriendo. Suele ocurrir en situaciones muy graves, o en las que hay falta de oxígeno, como puede ser la **sepsis** o las hemorragias. Debido a las alteraciones del medio y la lesión directa sobre las células, estas terminarán explotando y liberando su contenido. Se trata de una reacción que puede amplificar el daño sobre otras células, llevando finalmente a la necrosis de un **tejido** y la pérdida de su función. Este mecanismo automático se activa para eliminar células dañadas, envejecidas, infectadas o simplemente innecesarias una vez que han cumplido su función. En el contexto del foco inflamatorio, la apoptosis minimiza la generación de radicales libres, reduce el riesgo de infecciones oportunistas y previene fenómenos de autoinmunidad, evitando que restos celulares mal gestionados sean reconocidos como extraños por error.

A costa de sacrificar células innecesarias para el combate, también se les niega, tanto a los virus como a las bacterias, posibles vehículos en los que esconderse o de los que alimentarse, tal y como hacía el ejército ruso en 1812.

APOPTOSIS

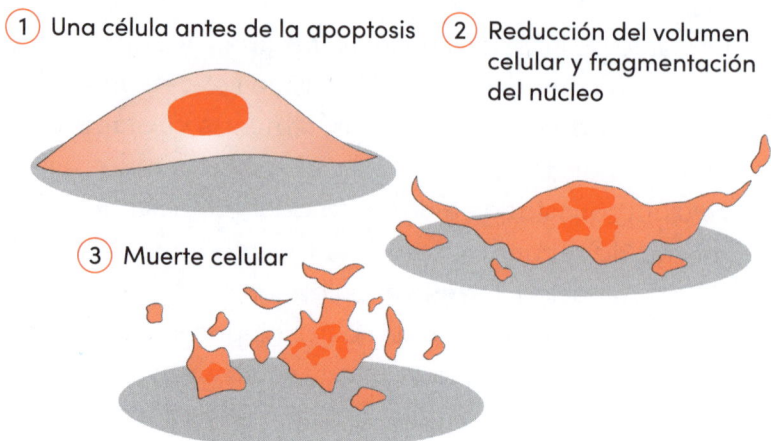

① Una célula antes de la apoptosis
② Reducción del volumen celular y fragmentación del núcleo
③ Muerte celular

- NETOSIS: kamikaze. Durante la Segunda Guerra Mundial, los pilotos japoneses realizaban ataques suicidas contra los barcos de guerra del ejército aliado. La palabra «kamikaze» (神風) ('viento divino') viene de mucho antes de esta gran guerra, pues se refiere a dos tifones legendarios que destruyeron las flotas mongolas que invadían Japón en el siglo XIII. Ese mismo efecto devastador tienen las NET (trampas extracelulares de neutrófilos), mecanismo mediante el cual las células inmunológicas se destruyen a sí mismas y con el que su citoesqueleto interno se libera a modo de gran red que atrapa en una tormenta química todo lo que le rodea. A diferencia de la apoptosis, que es una muerte celular ordenada y silenciosa, las NET representan una forma de muerte celular que puede volverse impredecible. Si bien es cierto que pueden ser muy efectivas, su activación indiscriminada va a favorecer la formación de trombos e incluso a estar implicadas en enfermedades autoinmunes como el lupus.

- FAGOCITOSIS: guerra de guerrillas entre el ejército norteamericano y los insurgentes del Vietcong en la guerra de Vietnam. En este lamentable suceso de nuestra historia, la resistencia vietnamita usaba métodos de infiltración y camuflaje, como los que pueden usar diferentes bacterias y virus para esconderse dentro de las células. No obstante, la fagocitosis asegurará que las células infectadas sean deglutidas y destruidas con los insurgentes en su interior. Esto permitirá restaurar el orden, aunque a costa de que se destruyan células propias o se fagociten otras células neutrales como pueden ser los glóbulos rojos.
- DESENSIBILIZACIÓN DE RECEPTORES DE LAS CÉLULAS INMUNOLÓGICAS: Guerra Fría. Las células del sistema inmune también necesitan de tanto en tanto un descanso para reagruparse y rearmarse antes de la siguiente batalla. Esto lo consiguen al dejar de expresar en sus membranas los receptores a través de los que interactúan con el foco inflamatorio. Estos receptores se introducirán dentro de las células y quedarán marcados para su posterior destrucción intracelular. Al igual que en la Guerra Fría, se requiere firmar tratados de paz (transitoria) a pesar de que siempre se respire una cierta tensión en el (micro)ambiente.
- PREDOMINIO DE CITOQUINAS ANTIINFLAMATORIAS (interleuquina-10 [IL-10], factor de crecimiento transformante beta [TGF-β] o IL-4 e IL-13): al igual que en toda guerra, en la inflamación también debe haber un punto final en el que predomine el control de daños y el sentido común. En función de cómo evolucione el foco inflamatorio, el sistema inmune irá priorizando la producción de estas proteínas capaces de frenar la inflamación. La IL-10 suprime la producción de citoquinas proinflamatorias, desactiva a los macrófagos y limita la **presentación de antígenos**. También inhibe a los **linfocitos Th1** (aquellos más activos para producir daño en la inflamación). El TGF-β, por su

parte, va más allá del cese del fuego: es el encargado de la reconstrucción. Estimula la aparición de los linfocitos T reguladores, esenciales para modular la respuesta inmune y al mismo tiempo iniciar la regeneración de los tejidos. En cambio, las IL-4 e IL-13 se encargan de los **linfocitos Th2**, que desvían el conflicto hacia una respuesta menos destructiva, más centrada en la curación. Estas citoquinas ayudan a reprogramar los macrófagos hacia su versión M2, que son los encargados de resolver el foco inflamatorio. Del mismo modo en que se firman armisticios y planes de recuperación, nuestro organismo favorecerá los procesos que pongan freno a las células proinflamatorias, apoyando la formación de nuevos tejidos y cicatrización de lesiones.

NETOSIS

Netosis del ADN

Secreción de citoquinas

Fagocitosis de Microbios

Degranulación del contenido celular

Glosario

- Cuerpos apoptóticos: fragmentos celulares que se originan durante la muerte celular y que se liberan en forma de vesículas cerradas.
- Sepsis: respuesta fuera de control de nuestro organismo ante una infección que puede llevar al fallo de diferentes órganos.
- Tejido: conjunto de células que se agrupan en un lugar determinado para cumplir una función. La combinación de distintos tipos de estos tejidos puede dar lugar a lo que conocemos como «órganos».
- Trombos: coágulos de sangre que se producen en el interior de los vasos sanguíneos y bloquean el paso de la sangre.
- Lupus: enfermedad autoinmune en la que se producen autoanticuerpos contra las articulaciones, células sanguíneas, células del riñón, de la piel, etc.
- Linfocitos Th1: linfocitos T4, encargados de amplificar la respuesta inmunológica a través de proteínas inflamatorias como el interferón gamma (IFN-γ) y el TNF-α.
- Presentación de antígeno: proceso mediante el cual ciertas células del sistema inmunitario (como las células dendríticas, macrófagos o linfocitos B) procesan proteínas extrañas y muestran fragmentos a otras células inmunológicas con la intención de promover la respuesta inmunológica.
- Linfocitos Th2: linfocitos T4, menos destructivos que los linfocitos Th1.

PARA RECORDAR

- La inflamación es un conjunto de reacciones del organismo, gracias a la cual células inmunológicas, proteínas, moléculas e incluso electrones solitarios

trabajan coordinadamente para defender a nuestro cuerpo.
- Las principales reacciones químicas de la inflamación serán las desencadenadas por compuestos como la histamina, las prostaglandinas y los leucotrienos, que aumentan el flujo sanguíneo y la permeabilidad vascular para combatir infecciones y solventar lo antes posible la brecha en nuestras defensas.
- Durante el foco inflamatorio se genera un arsenal de especies reactivas de oxígeno que actúan como bombas químicas y destruyen patógenos de forma indiscriminada, sin atender a los daños que puedan causar en estructuras sanas.
- La respuesta eficiente de la inflamación y su control viene dada por el reconocimiento de patrones, donde el sistema inmunológico utiliza receptores específicos —como los receptores tipo Toll— para identificar patrones moleculares característicos de patógenos, como bacterias gram negativas (LPS), gram positivas (LTA) y virus (ARN mensajero), y responder ante ellos.
- La desensibilización de los receptores de células inmunológicas y el predominio de citoquinas antiinflamatorias como IL-10 y TGF-β permiten una transición hacia la reparación tisular y la cicatrización.

QUÉ PUEDES HACER TÚ
- Reduce al máximo el estrés físico y psicológico para cortar de raíz la generación de radicales libres y la propagación de especies reactivas de oxígeno.

- Aumenta el consumo de frutos rojos, ya que te ayudarán mucho a evitar o minimizar el daño por estrés oxidativo.
- Coopera con la transición hacia procesos de regeneración de tejidos y reparación celular evitando traumatizar heridas (ya sea rascándolas, levantándolas o provocando microtraumatismos) y consume alimentos ricos en colágeno (por ejemplo, un buen caldo de huesos).
- Prioriza el control de daños después del ejercicio físico con una rutina de estiramientos prolongada.
- Evita la exposición sostenida a virus y bacterias, con las medidas que hemos aprendido durante la pandemia por COVID-19. Presta especial atención en aquellos momentos en los que estés convaleciente, dado el riesgo de que se produzca una infección diseminada o problemas de autoinmunidad.

LA ANÉCDOTA → Me permito aventurar que en los próximos años seguiremos escuchando el término *Toll-like receptors*, dada su trascendencia en el control de la inmunidad innata y su potencial implicación en la génesis de enfermedades autoinmunes o inflamatorias. Es por ello por lo que he querido darles cierto protagonismo en este capítulo, consciente de que puede haber provocado alguna dificultad por su limitada fama (aunque seguro que la has superado). Para mí fue fascinante descubrirlos en mi periodo de elaboración de la tesis doctoral, porque a cada paso que daba aparecían estos receptores como piezas clave en la formación de autoanticuerpos.

El término «Toll» ('asombroso' en alemán) viene a resumir lo que fueron sintiendo los investigadores que entendieron sus funciones y posibles aplicaciones. Y es que, en el mismo año que servidor venía a este mundo, una bióloga alemana llamada Christiane Nüsslein-Volhard descubría una mutación de la mosca de la fruta *Drosophila melanogaster* en sus genes Toll. En este punto es de justicia hacer un honroso reconocimiento a esta pequeña mosca (10 días de vida desde que es un huevito hasta que es adulta), la cual ha contribuido de forma indispensable al desarrollo de la genética y la medicina. Esto se debe a que solo tiene 4 pares de cromosomas, en los que compacta sus 15.000 genes. Gracias a ello, se han podido observar con facilidad diferentes mutaciones del ADN, o estudiar los patrones de herencia. No obstante, más allá de la teoría cromosómica de la herencia (ahí es nada), esta mosca de la fruta nos ha dado la clave para entender el desarrollo embrionario, gracias al descubrimiento de sus genes Hox. Uno de ellos era el gen Toll, que se vio que estaba relacionado con un correcto desarrollo del eje dorsoventral de los embriones de la mosca. Más adelante se descubrió también cómo se relacionaban con la inmunidad innata de la mosca, pues se encontraron similitudes muy importantes con los receptores de membrana *Toll-like* (tanto en forma como en función) de los mamíferos. Quiero matizar que un gen es material genético escondido dentro de los cromosomas y, *per se*, no puede hacer funciones de defensa. Es la traducción de ese material genético en proteínas el proceso que impactará directamente de manera positiva sobre la inmunidad innata.

PARA SABER MÁS:
- Roe K., «An inflammation classification system using cytokine parameters», *Scandinavian Journal of Immunology*, 2021, n.º 93(2), p. e12970, doi: 10.1111/sji.12970 → Artículo de revisión en el que se nos explican las funciones de las distintas citoquinas y en el que aparece una tabla con los procesos inflamatorios que pueden acontecer y el nivel de citoquinas que tendrá cada uno de ellos.
- Jones D. P., «Radical-free biology of oxidative stress», *American Journal of Physiology. Cell Physiology*, 2008, n.º 295(4), p. C849-C868, doi: 10.1152/ajpcell.00283.2008 → Resumen de los diferentes procesos que pueden llevar a la formación de radicales libres, en el que se destaca que no siempre será necesaria la formación final de radicales libres para inducir daños en los tejidos.
- Kawai T., Akira S., «Toll-like receptors and their crosstalk with other innate receptors in infection and immunity», *Immunity*, 2011, n.º 34(5), pp. 637-650, doi: 10.1016/j.immuni.2011.05.006 → Artículo de revisión que pone de manifiesto la presencia de otros receptores más allá de los *Toll-like*, así como las interacciones que tienen entre ellos en el control de la inflamación.

Inflamación y enfermedad

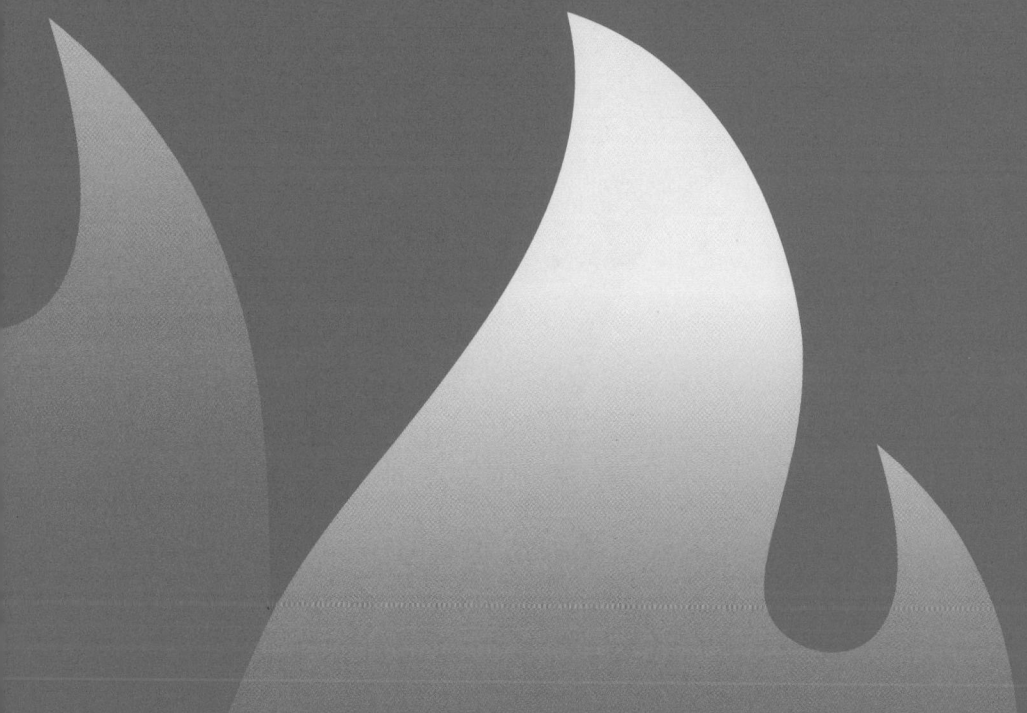

Calor: inflamación local

Como hemos visto en los anteriores capítulos, la inflamación es una parte fundamental del funcionamiento de nuestro sistema inmunológico. Sus funciones van más allá de la mera defensa de agresiones externas y están relacionadas con procesos de reparación de tejidos, regulación de reacciones químicas y con la base del aprendizaje de nuestras defensas. Dando un salto en el tiempo, concretamente hasta el siglo I a. C., Aulo Cornelio Celso nos dio una guía para entender las diferentes fases de la inflamación, basándose en la expresividad clínica tan llamativa que observó en sus pacientes. Él fue el primero en describir los cuatro signos fundamentales de la respuesta inflamatoria: rubor, tumor, calor y dolor. Así pues, como cualquiera de nosotros podría comprobar, el foco inflamatorio se va a iniciar siempre con un enrojecimiento local, seguido de un incremento del calor en la zona afectada. Con el paso de los minutos, esa primera fase más «flemonosa» dará lugar a un endurecimiento de los tejidos, conocido como «tumefacción», y, tras ello, aparecerá el dolor local. Más adelante, ya en el siglo XIX, el médico alemán Rudolf Virchow sugirió que la última fase de la inflamación venía dada por la pérdida de función de los tejidos afectados, debido al deterioro que la misma reacción inflamatoria ejercía sobre ellos. La siguiente fase descrita por Celso es el calor local, directamente relacionado con la velocidad del flujo sanguíneo, que se producirá en el foco inflamatorio. Al dilatarse los **capilares** para que aparezcan el máximo de nutrientes y células de defensa, va a aumentar la velocidad con la que circula la sangre, elevándose la temperatura. Esa sangre más caliente favorecerá que se produzcan diferentes reacciones químicas, necesarias para que se amplifique el efecto inflamatorio, se destruyan gérmenes y se inicie la reparación de los tejidos. Por último, el dolor que aparece al final de la reacción inflamatoria se debe a las sustancias químicas liberadas, capaces de sensibilizar a los nociceptores (receptores del dolor), así como a la presión del edema (aumento de tensión local) sobre estos mismos nociceptores. Gracias al dolor percibiremos la inflamación de forma alarmante y claramente diferenciada del resto de las sensaciones. El ser humano ha evolucionado gracias a aprender que el dolor (y su intensidad) pueden ir directamente relacionados con la pérdida de la función de un órgano, por lo que se debe solucionar lo antes posible.

LESIÓN DE INFLAMACIÓN

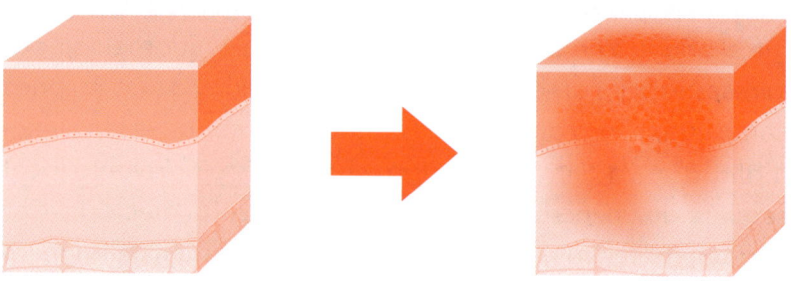

¿SABÍAS QUÉ? Tanto la aplicación de frío como de calor sobre una zona inflamada puede tener efectos beneficiosos, al ser moduladores de la sensación dolorosa. El frío producirá vasoconstricción (cerrando el calibre de los vasos sanguíneos) y reducirá el flujo de sangre, oxígeno y nutrientes hacia la zona afectada. El calor producirá el efecto contrario, aumentando la perfusión de los tejidos enfermos. Así pues, la aplicación de frío en una zona inflamada debería hacerse en un primer momento, ya que enlentecerá el curso de la inflamación aguda. Por ello, el frío es mejor aplicarlo de manera inmediata en contusiones o esguinces, y el calor en contracturas musculares o dolor óseo crónico en el que no haya inflamación aguda.

Finalmente, la última fase de la inflamación, definida por Rudolf Virchow como *functio laesa* (conocida como «la pérdida de función de un órgano»), raramente se da a gran escala, pero es frecuente que aparezca en pequeñas localizaciones, en forma de cicatrices o fibrosis. Este proceso ocurre cuando el tejido dañado es reemplazado por tejido conectivo en lugar de regenerarse con células funcionales, lo que puede provocar que su función se vea parcialmente afectada. Podemos encontrar diferentes ejemplos en patologías comunes, como la **cirrosis hepática** (caracterizada por zonas de fibrosis aparecidas tras **nódulos de regeneración** en el hígado), la deformidad permanente de articulaciones sometidas a inflamación (artritis) o la rigidez de las paredes de los vasos sanguíneos (aterosclerosis), consecuencia de la inflamación producida por el acúmulo de colesterol y triglicéridos.

Glosario

– Flemonosa: hinchazón fluctuante en un área inflamada.
– Tumefacción: endurecimiento de una región flemonosa.
– Capilares: son los vasos sanguíneos más pequeños y delgados del sistema circulatorio y conectan las arterias con las venas.

- Cirrosis hepática: enfermedad crónica hepática que se caracteriza por la aparición de fibrosis progresiva y por la pérdida del tejido normal del hígado.
- Nódulos de regeneración: formaciones redondeadas en el hígado que surgen a partir de focos inflamatorios cuando el organismo trata de regenerar y reparar el tejido hepático.

Incendio: inflamación sistémica

El símil es deliberado. Todos lo habéis sentido en vuestro interior. Una sensación de calor ascendente, escalofríos como un viento de tormenta, una tiritona imperceptible, reflejo de la respuesta de nuestro organismo a una agresión externa considerada peligrosa. Y así, tal y como se va gestando un incendio, a partir de una primera explosión violenta, la inflamación local se extenderá por el organismo hasta que se desencadene nuestro particular *cerbero*: la fiebre. Imaginemos la destrucción que un gigantesco perro llameante es capaz de producir, y podremos entender cómo un estado febril pone en jaque a nuestras células y tejidos con el fin de destruir a un invasor que se ha adentrado más allá de lo permitido. Y así es como hemos llegado hasta aquí, poniendo en una balanza nuestra capacidad de destrucción y regeneración, para abatir a nuestros atacantes con violentas oleadas de fuego, hasta que han llegado las terapias dirigidas, como los antibióticos o los antivirales.

¿SABÍAS QUÉ? Antes de la existencia de los tratamientos antibióticos, las infecciones eran la principal causa de muerte indistintamente del lugar de procedencia de una persona. Desde que se tuvo acceso a estos tratamientos, se pasó de una tasa de mortalidad de hasta un 50 por ciento en la neumonía bacteriana convencional o en la tuberculosis a una **tasa de letalidad** actual aproximada de un 5 por ciento. Las principales causas de muerte por infecciones antes de la llegada de los antibióticos eran la **neumonía neumocócica**, la tuberculosis, la sepsis grave, la meningitis bacteriana y las infecciones en el posparto inmediato. Actualmente las principales causas de muerte por infecciones son la **septicemia** diseminada, las neumonías por **gérmenes multirresistentes**, las infecciones por virus con evolución pandémica (como el SARS-CoV-2), las infecciones oportunistas en personas **inmunodeprimidas** o la tuberculosis y la diarrea infecciosa en regiones sin recursos para hacerles frente.

Volviendo a la génesis de la fiebre, vamos a secuenciar su aparición y a explicar algunas curiosidades acerca de ella:

1. Detección de un agente agresor (patógeno): las células inmunitarias, principalmente las conocidas como «presentadoras de antígenos», detectan una bacteria, parásito, hongo o célula infectada por un virus y lo procesan gracias a sus receptores *Toll-like* (en los cuales ya somos unos expertos). Después de haberlo procesado y reconocido, liberan proteínas inflamatorias para dar la señal de alarma y atraer a más células inmunitarias al lugar donde se está produciendo la invasión. Estas proteínas, conocidas como «citoquinas inflamatorias» (interleuquina-1, interleuquina-6, TNF-α), tan pronto serán capaces de iniciar el foco inflamatorio como de circular por la sangre de nuestro organismo para señalar al sistema nervioso central que estamos en peligro.
2. Llegada de más células al foco inflamatorio inicial: como hemos visto en anteriores capítulos, este diálogo ince-

sante entre la inmunidad innata y la adquirida ofrecerá una primera respuesta contundente para envolver a los invasores en el fuego contenido de la inflamación. No obstante, en función del número de atacantes, esta estrategia puede ser insuficiente, y los elementos de respuesta rápida de aquella región del cuerpo se consumirán en cuestión de horas.

3. Comunicación del estado de alerta a nuestro cerebro: gracias a las proteínas inflamatorias que viajan por la sangre periférica, nuestro sistema nervioso central será conocedor de que estamos sufriendo un ataque y, según la cantidad de citoquinas que aparezcan, el hipotálamo responderá. Pues bien, el hipotálamo no es ni más ni menos que el centro regulador de la temperatura corporal, un pequeño termostato oculto en lo más profundo del cerebro conectado con múltiples áreas del sistema nervioso central capaces de coordinar la respuesta a la amenaza.

4. Respuesta termogénica: en el hipotálamo, las proteínas inflamatorias van a inducir la liberación de una sustancia conocida como «prostaglandina E2» (PGE2), esencial por su acción sobre los termorreceptores para modular al alza la producción de calor. Por un lado, se activará al tejido adiposo marrón para que, de manera lenta pero sostenida, vaya liberando calorías en forma de calor. Al mismo tiempo, a través de las conexiones con el sistema nervioso simpático, se generarán contracciones musculares involuntarias (escalofríos) que liberan grandes cantidades de calor por el uso exagerado de energía. Del mismo modo, el sistema nervioso simpático se encargará de liberar hormonas activadoras como las catecolaminas, con lo que se accionará el metabolismo basal. Por último, la PGE2 induce vasoconstricción de los vasos sanguíneos más periféricos

para evitar la pérdida de calor a través de la piel. Un baile de producción y merma de calor constante, vamos.

5. Respuesta febril: en función de la intensidad y la duración de las respuestas anteriores, nuestro organismo va a ir elevando la temperatura basal progresivamente. Este aumento hará que las células inmunológicas y las reacciones químicas entre ellas actúen a mayor velocidad y sean mucho más eficientes en la destrucción de microorganismos (imagina un *booster* de energía suplementaria). Además, las altas temperaturas impiden a muchos de nuestros invasores replicarse con facilidad, enlenteciendo su multiplicación y, por ende, su capacidad de producirnos daños. Nuestro límite de temperatura está próximo a los 40-41 °C, y, cuando se alcanza, se produce una situación en la que nuestras proteínas empezarán a romperse y perder sus funciones, poniendo en juego la viabilidad del organismo. Para solucionar este problema, nuestro cuerpo dispone de mecanismos de autorregulación como la sudoración o la vasodilatación periférica, que evitarán que la temperatura corporal se eleve más de lo necesario (es decir, que se traspase el umbral que pone en riesgo las estructuras internas).

6. Resolución de la fiebre: una vez que se ha conseguido eliminar el número de microorganismos invasores, o al menos reducirlo significativamente, la producción de proteínas inflamatorias irá a la baja, y todos los mecanismos de activación que explicamos anteriormente se irán produciendo con menor intensidad. De igual modo, aparecerán linfocitos T, conocidos como «T reguladores», encargados de frenar y modular la respuesta de forma controlada, atemperando a las células del sistema inmune que todavía estuvieran activas en el foco inflamatorio. Gracias a ellos y a la actividad dual de los

macrófagos y células dendríticas (los cuales tan pronto presentan antígeno de manera indiscriminada como atenúan la respuesta inmunológica), pasaremos a tener circulando por la sangre periférica una proteína antiinflamatoria conocida como «interleuquina-10». Esta citoquina suprime la producción de citoquinas inflamatorias como la interleuquina-1, la interleuquina-6 o el factor de necrosis tumoral alfa, ya citados con anterioridad. Esto hará que la producción de PGE2 vaya desapareciendo y que finalmente se normalice la temperatura corporal. Pausa cómplice para hacer una pequeña oda a nuestro bendito organismo.

¿SABÍAS QUÉ? La aparición de la fiebre suele desarrollarse con mayor intensidad durante la noche. Esto se debe a que los ritmos circadianos también se encargan de sincronizar nuestro metabolismo basal con el momento más eficiente para erradicar infecciones. Piensa: ¿cuándo es mejor invertir esfuerzos y energía en destruir una amenaza? ¿Justo en medio del día, cuando debes aprovechar la luz del sol para cazar, recolectar o encontrar refugio, o cuando tu cuerpo está en *stand by* durmiendo? La principal razón de que la «subida de la fiebre» se produzca con la caída del sol es precisamente la de optimizar la respuesta inmunológica, poniendo cualquier otro proceso en un plano secundario. Todo esto sucede en parte por la disminución conforme avanza el día de los niveles de cortisol, que deja de tener su potente efecto antiinflamatorio. Del mismo modo, el aumento de melatonina nocturna incidirá de forma positiva sobre la actividad de las células del sistema inmune, en especial de las células *natural killer*, que aumentarán el nivel de actividad y vigilancia inmunológica por la noche. No obstante, como bien sabes, no toda la fiebre es de aparición nocturna. Hay que añadir que situaciones como el estrés exógeno, las carencias nutricionales o las enfermedades crónicas hacen que las infecciones sean más difíciles de contener, por lo que es necesario que nuestro sistema inmunológico las resuelva lo antes posible y para ello genera patrones de fiebre diurnas que, por regla general, suelen indicar una mayor gravedad del cuadro subyacente.

Glosario

- Cerbero: gigantesco perro de tres cabezas encargado de vigilar la entrada en el inframundo de la mitología griega.
- Tasa de letalidad: porcentaje de personas que mueren entre todos los casos diagnosticados de una enfermedad.
- Neumonía neumocócica: infección pulmonar causada por la bacteria *Streptococcus pneumoniae*, frecuente y potencialmente grave si no se trata de forma adecuada.
- Septicemia: presencia de bacterias patógenas dentro del torrente sanguíneo. Situación de extrema gravedad por su capacidad para colonizar otras localizaciones sensibles de sufrir infecciones en nuestro cuerpo.
- Gérmenes multirresistentes: microorganismos capaces de resistir el efecto de diferentes antibióticos. Normalmente adquieren esta particularidad cuando se les expone de manera intermitente a tratamientos antibióticos inadecuados o con pautas incompletas que no terminan de eliminar el agente patógeno.
- Inmunodeprimidas: personas con menor cantidad o actividad de sus células del sistema inmune.
- Hipotálamo: región profunda del cerebro con capacidad para producir hormonas y proteínas inflamatorias; entre otras cosas, se encarga de regular la temperatura corporal, el sueño o el apetito.

- Prostaglandina E2: mediador inflamatorio encargado de sensibilizar al hipotálamo para aumentar la temperatura del organismo.
- Termorreceptores: terminaciones nerviosas que detectan cambios en la temperatura.
- Tejido adiposo marrón: grasa corporal necesaria para producir energía y calor.
- Sistema nervioso simpático: sistema nervioso automático encargado de liderar la respuesta del estrés y la huida del peligro.
- Replicarse: capacidad de un microorganismo para multiplicarse formando copias exactas de sí mismo.

Infierno: piroptosis y tormenta de citoquinas

Llegados a este punto, hemos resuelto el incendio producido por el síndrome febril con un sistema inmune capaz de controlar la respuesta, regulándola a la baja mientras se reparan y regeneran los tejidos. Afortunadamente, esto sucede en la gran mayoría de las infecciones, con la ganancia extra de haber adquirido memoria inmunológica para responder de forma más eficiente ante una nueva exposición. No obstante, existe un escenario en el que no se consigue controlar la inflamación sistémica y en el que los mecanismos de regulación inmune claudican y dejan paso a un infierno de reacciones inflamatorias y daño grave (en muchas ocasiones irreversible) sobre células y tejidos.

La piroptosis es la muerte celular programada en la que la desencadenante es una inflamación descontrolada. Como consecuencia de esta inflamación, se quebrarán y destruirán numerosas células dañadas y, al romperse sus membranas celulares, se liberará al exterior todo su contenido, generándose un potente efecto inflamatorio. Esto atraerá a más células al foco inflamatorio, lo que provocará una reacción en cadena que puede degenerar en una liberación infinita de proteínas inflamatorias. Cuando esto sucede, nos encontramos ante la tormenta perfecta inflamatoria, la conocida como «tormenta de citoquinas». Esta, vista globalmente, genera un círculo vicioso donde la primera respuesta del sistema inmune resulta desproporcionada y lesionará a la larga mucho más tejido sano que la propia infección por sí sola. En este punto, me gustaría incidir en el principal hilo conductor de esta situación: el trastorno hemodinámico que se produce al final de la tormenta de citoquinas y que provoca que la sangre y los fluidos queden secuestrados en diferentes puntos del cuerpo sin poder circular de vuelta por los capilares sanguíneos. Este fenómeno generará una hipotensión sistémica (caída de la presión arterial), disminuyendo significativamente la perfusión de órganos vitales. Así pues, cuando la inflamación descontrolada afecte a los diferentes órganos, nos vamos a encontrar con:

- Síndrome de **distrés respiratorio** del adulto: la exagerada permeabilidad de los capilares pulmonares, debida a todas las citoquinas proinflamatorias circulantes, generará una difusión de líquido a los **alveolos pulmonares**, dificultando el intercambio gaseoso y condicionando una menor cantidad de oxígeno de forma progresiva (con la consiguiente dificultad respiratoria).
- **Miocardiopatía** por sepsis: disminución de la capacidad de contraerse del músculo cardiaco debido a la presencia de toxinas bacterianas y el acúmulo de proteínas inflamatorias. La permeabilidad vascular provocará que el corazón se hinche, siendo menos eficiente a la hora de bombear sangre, y generará pequeñas zonas de infarto cardiaco

por falta de oxígeno, lesionándolo de forma irreversible en muchas ocasiones. Finalmente se producirán arritmias y una ineficiencia en su función, lo que provocará una situación conocida como «insuficiencia cardiaca».

- Insuficiencia renal aguda: el riñón es uno de los órganos más sensibles a la falta del oxígeno transportado por la sangre. Su particularidad viene dada por ser uno de los encargados de regular la presión arterial, por lo que, en situaciones de tormenta de citoquinas, con la vasodilatación e hipotensión arterial (descenso de la presión) que se produce, se le exigirá el doble del trabajo, pudiendo hacer que acabe claudicando.
- Hepatitis fulminante: el hígado, órgano encargado de depurar las toxinas del organismo, es el responsable de procesar todas las proteínas circulantes, así como los productos de desecho de la inflamación. Todo esto lo irá sobrecargando, llevándolo a una pérdida de función progresiva que podrá evolucionar a hepatitis aguda fulminante, situación de extrema gravedad para el organismo.

¿SABÍAS QUÉ? El concepto de la tormenta de citoquinas se popularizó debido a la aparición en escena de la pandemia de la COVID-19, tanto por deberse a una nueva variante de virus ante el que nunca nos habíamos enfrentado como por la elevadísima cantidad de inóculo que se recibía en cada uno de los contagios. Haciendo un símil con una tormenta perfecta, la elevada transmisibilidad del virus y el agotamiento del sistema inmune, expuesto en infinidad de ocasiones, terminaba por superar todas las barreras naturales ante el patógeno, dando lugar a infinidad de focos de infección sobre los que se debía volcar la inflamación sistémica. El hecho de que la COVID-19 tuviera preferencia sobre los pulmones hizo que se acumularan macrófagos alveolares en toda la extensión pulmonar, los cuales, en un intento por eliminar al virus, provocaban inflamación y edema pulmonar. Por eso hubo muchos pacientes que requirieron oxígeno suplementario, e incluso **intubación orotraqueal**. Pero no todo terminaba aquí, al parecer el SARS-CoV-2 fue capaz de infectar muchos otros tejidos debido a su habilidad para unir su proteína *spike* al receptor de la **ACE2**. Esta ACE2 es una de las encargadas de regular la presión arterial, y sus receptores están distribuidos por todo el organismo: pulmones, corazón, hígado, riñón, vasos sanguíneos y tejido cerebral. Debido a ello, más allá de lo que hemos comentado acerca del edema pulmonar, se produjeron cuadros gravísimos de infección e inflamación a nivel cardiaco (**pericarditis**, **miocarditis**), hepático (hepatitis), renal (fallo renal agudo), cerebral (**encefalitis**) e incluso en las paredes de los vasos sanguíneos (**lesión endotelial difusa**). El hecho de que se lesionen las paredes de los vasos sanguíneos provoca que se puedan formar una cantidad enorme de pequeños trombos, ocluyendo el paso de sangre hacia los tejidos de su entorno.

TORMENTA DE CITOQUINAS

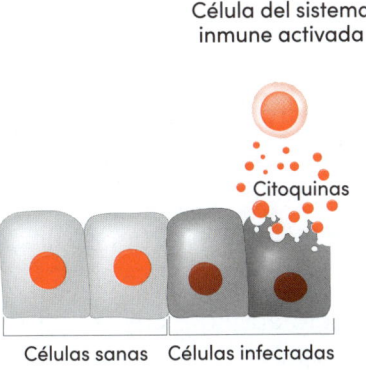
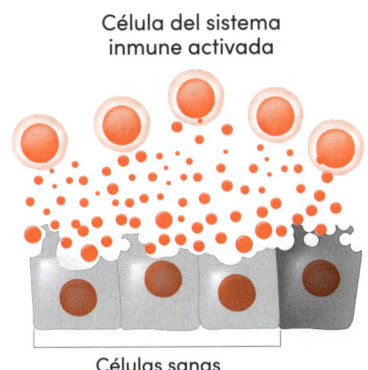

Glosario

- Distrés respiratorio: sensación de dificultad extrema para respirar debido a la ocupación alveolar, que dificulta el intercambio gaseoso.
- Alveolos pulmonares: estructuras en forma de saco que se ubican al final de los bronquios, en los pulmones, y donde se produce el intercambio del oxígeno del ambiente por el dióxido de carbono producido por el organismo.
- Miocardiopatía: enfermedades que lesionan el músculo cardiaco.
- Arritmias: alteraciones en la frecuencia o el ritmo de los latidos del corazón.
- Inóculo: cantidad de agentes infecciosos que se introducen en el organismo.
- Macrófagos alveolares: células inmunológicas capaces de comerse a los microorganismos para procesarlos e iniciar la respuesta adquirida al presentar el resultado a los linfocitos T. En el caso de los macrófagos alveolares, son aquellos que quedan fijos en el tejido pulmonar para protegernos de infecciones que entren con la respiración.
- Intubación orotraqueal: procedimiento en el que se introduce un tubo desde la boca hasta la tráquea para asegurar una vía aérea permeable y facilitar que se puedan ventilar los pulmones de forma externa.
- *Spike*: proteína de la superficie del SARS-CoV-2 que se une a los receptores ACE2 para infectar células humanas.
- ACE2: enzima convertidora de angiotensina 2, cuyo receptor se encarga de regular la presión arterial.
- Pericarditis: inflamación de la membrana que recubre y protege el corazón.
- Miocarditis: inflamación del corazón, concretamente del músculo cardiaco.

– Encefalitis: inflamación del cerebro.
– Lesión endotelial difusa: daño generalizado de la capa interna de las paredes de los vasos sanguíneos.

PARA RECORDAR
- La inflamación es el principal mecanismo de defensa de nuestro organismo, y es este el que la coordina.
- Las fases de la inflamación son: rubor, tumefacción, aumento de temperatura, dolor y pérdida de función.
- La aplicación de frío en la fase aguda de la inflamación puede serte de utilidad, así como la aplicación de calor cuando queden lesiones provocadas por la inflamación crónica.
- El principal ejemplo de una reacción inflamatoria descontrolada en forma de tormenta de citoquinas es la infección por el coronavirus de la COVID-19.
- Que el SARS-CoV-2 sea capaz de infectar las células del organismo a través del receptor ACE2, presente en muchos órganos vitales, hace que su infección pueda afectar gravemente a diferentes funciones del organismo.

QUÉ PUEDES HACER TÚ
- Escucha a tu organismo y detecta cuándo se está iniciando un foco inflamatorio, e incluso la fase en la que puede encontrarse. Es importante que entiendas esta situación como un momento de escucha activa de tu sistema inmune, y que seas capaz de acudir a un profesional médico si la inflamación es relevante o el dolor te hace

sospechar que pueda estar dándose un cuadro de mayor gravedad que la aparente.
- No abuses de los antiinflamatorios. Son fármacos que cumplen una función concreta en un cuadro clínico inflamatorio que haya estado bien estudiado y definido. Siempre deben administrarse bajo previa evaluación y acotación de un profesional médico.
- El uso indiscriminado de antiinflamatorios, más allá de poder inducir lesiones sobre la mucosa gástrica, el hígado o el riñón, puede enmascarar una condición clínica grave, al no presentarse con mayor virulencia por tener la respuesta inflamatoria atenuada.
- Analiza y registra el patrón de la fiebre siempre que sea posible. Es un síntoma de aparición relativamente frecuente, pero que pone de manifiesto que hay proteínas inflamatorias circulantes por el torrente sanguíneo, lo cual puede indicar un cuadro clínico de gravedad.
- Gracias a la vacunación masiva contra el SARS-CoV-2, se atenuó la presencia de cuadros clínicos típicos como la tormenta de citoquinas.

LA ANÉCDOTA → Vas a permitirme que use este momento de reflexión para acercarte un poco cómo viví mis primeros días de la pandemia por el SARS-CoV-2. Y es que, para alguien acostumbrado a escribir en mi tiempo libre sobre casi todo, el bloqueo creativo y el cansancio de los primeros días echaron al traste cualquier conato de diario de bitácora de aquella, nuestra, gran lucha. En primer lugar, quisiera agradecer a todos los dispositivos de salud que envolvían el área sanitaria de Manresa (lugar en el que trabajaba), desde el gerente de Althaia Xarxa Assistencial Universitària de Manresa, el señor Manel Jovells, hasta Paqui, una trabajadora de la limpieza con la que pasaba horas que parecían infinitas dentro de las unidades COVID. Todo el profesional sanitario del área de Manresa cogió el pulso de la pandemia con pundonor y resiliencia, y, de verdad, no puedo más que felicitar a todos los compañeros con los que compartí días de guerra, enfrente de una amenaza silenciosa a la que todos teníamos, como poco, un insondable respeto y, en ocasiones, temor. A pesar de todo, nunca vi a nadie dar un paso atrás —de hecho, podría ilustrar varias acciones heroicas de aquellas semanas—, pero me gustaría que me entendieras, prefiero que queden en esa nebulosa que nuestra mente fabrica para protegernos del dolor. No obstante, mi historia personal es la de alguien que, al ser especialista en medicina interna, tuvo que liderar un equipo formado por reumatólogos, pediatras, dermatólogos, digestólogos, cirujanos, traumatólogos, obstetras y médicos residentes (e incluso médicos recién licenciados).

Mi rutina era simple, completa. Levantarse temprano, remar en un remo estático que tengo en casa (intentando no despertar a nadie) y desayunar fuerte. Conducir por una carretera desierta hasta el hospital de Manresa, y allí reunirnos todos los médicos disponibles (sí, todos) para atender la hospitalización y repasar la situación de las distintas unidades COVID. En esos momentos, los responsables de enfermedades infecciosas, el doctor Rafel Pérez, el doctor Alfonso

Tapiz y la doctora Antonia Flor (jefe de unidad, jefe clínico y jefa de infecciones importadas), nos anunciaban el número de pacientes ingresados, ya fuera en nuestros dispositivos como en la unidad de cuidados intensivos y en semicríticos. Después, yo buscaba a mi equipo y nos íbamos hacia mi unidad, donde repasaríamos desde los ordenadores «de fuera» los ingresos, así como los pacientes que tuvieran un cuadro clínico más complejo, o aquellos a los que se les podría dar el alta con más rapidez (piensa en la presión hospitalaria de esos días). Tras ello, la rutina de siempre de ponerse el traje de protección, los guantes, las gafas, el gorro, la mascarilla... En esos primeros días lo recuerdo como algo cansado, probablemente por la tensión muscular de cuando te enfundabas en los trajes de aislamiento. Y, tras comprobar que estaba todo en orden —en la mayoría de las ocasiones lo hacíamos de dos en dos, para que el otro tuviera la seguridad de que tú también le habías revisado—, accedíamos a la unidad. Eran unidades selladas, en las que nada más entrar veías a los ángeles guardianes de nuestros enfermos COVID, las enfermeras. No puedo describirlo de otra manera. Una sonrisa, unas palabras de aliento, un control exquisito de todos los pacientes ocupantes de sus camas. Trabajé junto a las enfermeras de cirugía (destinado a la planta que previamente atendía pacientes quirúrgicos), que, a base de protocolizar la atención a pacientes graves, acudían como soldados ante cualquier complicación, sin dejar entrever un ápice de preocupación o cansancio. ¡Joder, qué sensación más sublime! Ahora recuerdo (sin haberlo pretendido) infinidad de rostros marcados por gafas y mascarillas que siempre aportaban calma y dedicación. Todavía me enfrento a imágenes que no han querido dejarme, pacientes que, como cualquier médico, recordarás toda la vida. Apuntaba en un papel que luego la enfermera me ponía «a través del cristal» todo aquello relevante para evitar confusiones. Recuerdo salir de la unidad con el mismo ritual que cuando habíamos entrado, con sensación de responsabilidad (no creo que en mi vida haya estado más comprometido con la medicina), pero también con ganas de tomar aire fresco. Poder salir a zonas comunes con algún amigo a beber un café o comer un bocata antes de volver para ir escribiendo los cursos clínicos y llamar a las familias. Y así, cada día, durante muchas semanas. Semanas en las que vi a compañeros enfermar e ingresar en la UCI, y a mucha gente morir. No estaba preparado para ello, no creo que nunca nadie que viviera en este mismo escenario lo estuviera. Pero seguimos adelante. ¡Siempre!

PARA SABER MÁS:
- Roe K., «An inflammation classification system using cytokine parameters», *Scandinavian Journal of Immunology*, 2021, n.º 93(2), p. e12970, doi: 10.1111/sji.12970, Epub 18 de septiembre de 2020, PMID: 32892387 → En este artículo encontrarás una clasificación de los perfiles de proteínas inflamatorias en función de las diferentes enfermedades que pueden causar una reacción inflamatoria grave.
- Ogoina D., «Fever, fever patterns and diseases called "fever"–a review», *Journal of Infection*

and Public Health, 2011, n.º 4(3), pp. 108-124, doi: 10.1016/j.jiph.2011.05.002, Epub 14 de junio de 2011, PMID: 21843857 → Artículo sobre los distintos patrones de aparición de la fiebre, así como de enfermedades que pueden simular su aparición.

- Fajgenbaum D. C., June C. H., «Cytokine storm», *The New England Journal of Medecine*, 2020, n.º 383(23), pp. 2255-2273, doi: 10.1056/NEJMra 2026131, PMID: 33264547, PMCID: PMC7727315 → Artículo aparecido en plena pandemia, en el que se repasa la tormenta de citoquinas causada por el coronavirus causante de la COVID-19.

Metabolismo

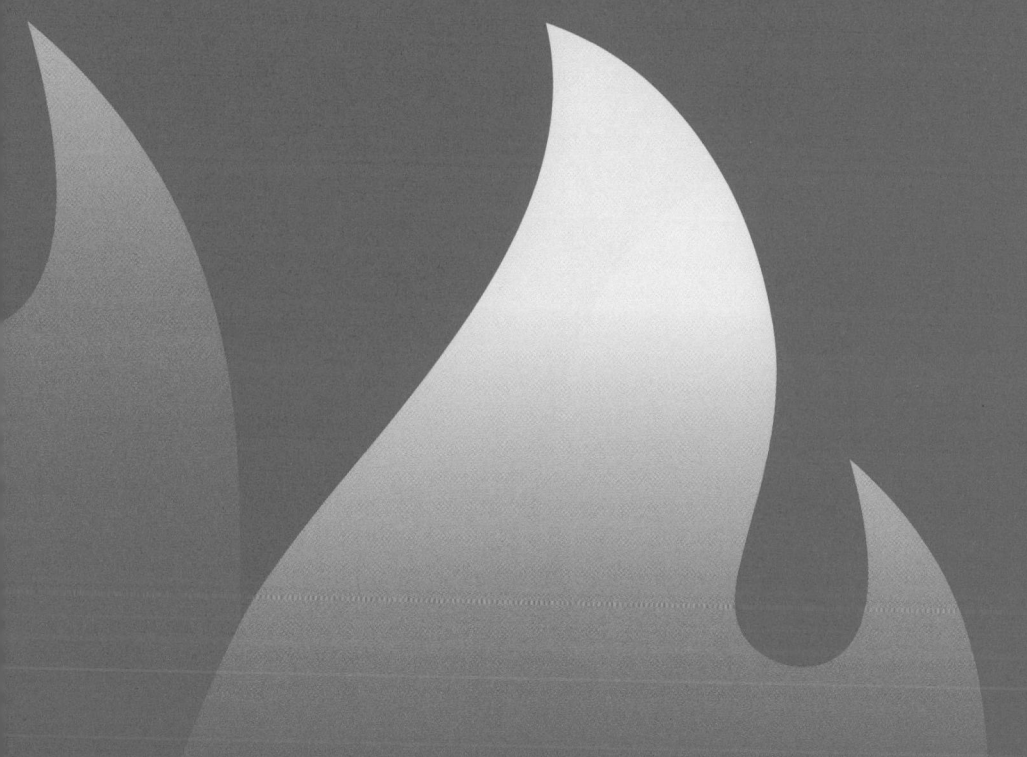

Calorías y rutas metabólicas

Con frecuencia escuchamos y leemos anuncios con mensajes como «¡Con 0 calorías!», «¡Bajo en calorías!», pero ¿sabes qué es una caloría? Una caloría (cal) es una medida de energía usada con mucha frecuencia en el ámbito de la nutrición. De hecho, habitualmente se utiliza la unidad de medida «kilocalorías» (kcal), lo que vienen siendo 1.000 calorías (se hace esta conversión por la gran cantidad de energía que ingerimos en nuestra dieta diaria). Ahora bien, si una caloría mide la cantidad de energía necesaria para subir un grado la temperatura de un gramo de agua, ¿por qué no entramos en ebullición cuando comemos, por ejemplo, una hamburguesa con patatas fritas? (aproximadamente 1.000 kcal: un millón de calorías. ¿Un millón de grados Celsius?). Te sorprenderá saber que con 1.000 kcal nuestra temperatura corporal solo se elevará entre 0,1 y 0,5 grados, en función de nuestro metabolismo, actividad física y otras formas de demanda energética. En realidad, es tramposo hablar de calorías únicamente como «calor», dado que esta energía solo se liberará al ser digeridos los alimentos en los diferentes tramos del tracto digestivo. No obstante, llegados a este punto, ¿no es maravilloso cómo nuestro organismo ha tenido que evolucionar para transformar la energía en su interior? Vamos a rastrear un pedazo de nuestra hamburguesa con patatas fritas a lo largo del tubo digestivo para poder explicar qué va sucediendo en cada tramo. Pongamos, por ejemplo, que un buen bocado hambriento de hamburguesa con patatas son 100 kcal: 40 kcal de los carbohidratos como el pan y las patatas, 50 kcal de las grasas contenidas en la carne, el aceite y el queso, y 10 kcal de las proteínas de la carne y el queso. Nuestro bocado entra en la boca para ser masticado, triturado y digerido por las enzimas amilasas de la saliva.

¿SABÍAS QUÉ? Las amilasas se encargan de degradar carbohidratos complejos en azúcares más simples. Existe la amilasa salival y la pancreática (esta última producida por el páncreas). El estrés crónico, el consumo de alcohol o las infecciones crónicas de las encías alteran el pH de nuestra cavidad oral, impidiendo que la amilasa realice correctamente su función.

Acompañando a nuestra hamburguesa, vemos cómo en este primer punto de la digestión no se liberarán calorías, dado que aún no se han degradado lo suficiente los alimentos. El bolo alimenticio avanza por el esófago hasta llegar al estómago, donde caerá de lleno en una piscina de ácido clorhídrico (con el «agradable» pH ácido de 1,5-3,5, esencial para romper los alimentos ingeridos y matar a las bacterias que entren por la boca), pepsina y moco gástrico. En este primer proceso de digestión de carbohidratos y proteínas, ya pueden liberarse unas 5-10 kcal, que serán absorbidas por la mucosa gástrica y distribuidas por el organismo. Es en la primera porción del tubo digestivo, el duodeno, donde se empieza a degradar el resto de los nutrientes de nuestra dieta. Gracias a la acción de la bilis y las enzimas del páncreas (amilasa, lipasa y otras proteasas), se emulsionan las grasas para ser digeridas, y se terminan de destruir las proteínas y los carbohidratos. En este punto, el grueso de la energía será «liberada», y unas 80 kcal más del bocado de hamburguesa quedarán deconstruidas en azúcares simples como la glucosa, los aminoácidos o los ácidos grasos. Los dos siguientes tramos del tubo digestivo (yeyuno e íleon) van a ser los encargados de absorber los nutrientes cargados de kilocalorías y de distribuirlos por el organismo. Uno de los principales receptores de ese material es el hígado, situado estratégicamente en esta localización para que todo el drenaje venoso pase por sus dominios. Y esto es importante, porque permitirá que se purifiquen (he omitido de forma deliberada la expresión «detoxificar») todas las sustancias absorbidas, las cuales tendrán diferentes destinos. La glucosa se almacenará en el mismo hígado y en los músculos en forma de **glucógeno**, la gran reserva donde guardamos los azúcares de nuestro organismo; los aminoácidos serán usados para fabricar proteínas; y las grasas se transformarán en triglicéridos y se guardarán en los tejidos grasos de nuestro cuerpo. Sin embargo, todos los nutrientes pueden seguir circulando por el torrente sanguíneo para ser utilizados por las células de nuestro organismo que, como bien sabes, requieren de energía para funcionar debidamente.

Mientras tanto, nuestra hamburguesa con patatas «deconstruida» avanzará por el intestino grueso gracias a la fibra no digerida. En este tramo actúan las bacterias, que fermentarán los azúcares y ácidos grasos no absorbidos, con lo que se liberarán las 5-10 kcal que quedaban en la materia fecal. Se irá absorbiendo el agua de las heces hasta que se genere una cantidad suficiente de residuos que por acción mecánica nos obliguen a evacuar (el resto del camino ya lo conocemos todos).

Habiendo terminado el viaje del bolo alimenticio hasta su vuelta al ciclo de la vida, vamos a detenernos en observar el viaje de una molécula de glucosa que se haya absorbido en el intestino delgado hacia uno de los lugares donde más energía se necesita del organismo: el ojo. Sí, el ojo. Como decíamos, la glucosa deberá entrar en el torrente sanguíneo a través de las células del interior del tubo digestivo, conocidas como «enterocitos». Desde allí, como ya habíamos anunciado, deberá pasar por el hígado, donde se decidirá si queda almacenada como glucógeno o continúa su camino como glucosa. En caso de que sea necesaria en otras localizaciones, directamente ascenderá por la vena que atraviesa el hígado (vena porta) hasta entrar en el corazón (vena cava), y desde ahí viajará a través de los pulmones para volver al corazón y salir de nuevo junto a sangre oxigenada por la circulación arterial. Cuando salga del corazón (a través de la aorta) se dirigirá hacia la cabeza por la carótida interna, cogerá un desvío por la oftálmica y desembocará en la arteria central de la retina, donde se distribuirá por el ojo. A través de unos receptores específicos, la glucosa entrará en las células de la retina para alimentar a los receptores luminosos que nos permiten ver a nuestro alrededor. Esta capa de nuestro globo ocular está siempre hambrienta de energía, llegando a consumir hasta 5-10 veces más que otras neuronas, y 15 veces más que las células musculares. Pues bien, en el interior de la retina se producirá el milagro de la transformación de la glucosa en combustible que podrá ser usado para llevar a cabo las diferentes funciones de cada célula. ¡Vaya viajecito! Y todavía queda lo mejor... La glucosa que entre en las células sufrirá muchísimos cambios, como si desmontáramos un Lego, usando y desprendiendo energía en la forma más pequeña de almacenamiento conocida: el ATP. Este ATP (adenosín-trifosfato) es la molécula más eficiente para guardar y liberar energía que ha diseñado la naturaleza, y es utilizada como moneda de cambio en todas las rutas metabólicas. Nuestra glucosa intracelular será metabolizada por un proceso conocido como «glucólisis», en los que se usarán 2 unidades de ATP, pero se terminarán formando 4 ATP y, de regalo, 2 moléculas de NADH (nicotinamida adenina dinucleótido reducido). ¡Stop! Un respiro. Estamos viajando por el interior de una célula de la retina, acompañando a una molécula de glucosa que ya ha sido deconstruida en **piruvato**, con una ganancia neta de 2 ATP (moneda de cambio energética) y 2 NADH (molécula reducida que almacena electrones). Y es que este piruvato tiene un último destino: las **mitocondrias**, conocidas como «las centrales energéticas» de nuestro organismo. Dentro de estas mitocondrias se seguirá produciendo más ATP gracias a la electricidad que aporta el NADH y las transformaciones del piruvato. Será un proceso que generará más NADH y ATP, sin mayor gasto que el de esa molécula de piruvato que inicialmente fue una glucosa absorbida en el tubo digestivo a través de la digestión de nuestro bocado de hamburguesa con patatas.

Ahora ya sabemos que la energía se almacena en las distintas monedas energéticas de ATP, en glucógeno hepático y muscular, pero... ¿qué sucede con la grasa? Desde nuestro intestino delgado, por acción de las enzimas pancreáticas, los triglicéridos son descompuestos en ácidos grasos libres y monoglicéridos. Se absorberán dentro de las células del intestino y allí se empaquetarán en unas moléculas llamadas «quilomicrones», esenciales para su transporte por el organismo. Estos quilomicrones son transportados por la linfa (circulación paralela a la sanguínea que transporta residuos y grasas muy pesadas) hasta llegar a las células cargadas de grasa, conocidas como «adipocitos». Y, en esta localización, vamos a avanzar hasta nuestro siguiente apartado, en el que hablaremos largo y tendido del tejido graso, de cómo se forma y se destruye, y sobre todo, intentaremos romper tabús acerca del balance energético corporal.

Glosario

- Enzima: proteína que cataliza reacciones químicas en el cuerpo humano.
- Pepsina: enzima encargada de degradar alimentos en el estómago.
- Glucógeno: almacenamiento de glucosa en el cuerpo, principalmente en el hígado y los músculos, utilizada como reserva de energía rápida.
- Retina: capa de la región posterior del ojo que contiene células sensibles a la luz, como los conos y bastones, que capturan imágenes visuales y las transmiten al cerebro.
- Piruvato: molécula que resulta del metabolismo de la glucosa y que puede ser usada para obtener energía.
- Mitocondria: organela celular encargada del metabolismo energético.

Ni más ni menos

Tal y como reza el título, el balance energético de un organismo necesita un equilibrio que se ajuste a las capacidades y necesidades de cada individuo. Todo vendrá definido por la temperatura del exterior, la actividad física del individuo, la entrada neta de energía procedente de los alimentos (así como la almacenada) y, sobre todo, el nivel del metabolismo. Y, cuando ese delicado equilibrio se rompe, podemos tener una carencia energética o un exceso de kilocalorías almacenadas. Ambos escenarios conducirán a nuestro organismo a una situación de estrés que terminará desembocando en inflamación.

Más

El exceso de grasa y azúcares en la dieta van a almacenarse en diferentes tejidos, como ya hemos visto. El glucógeno del hígado y el músculo no supone un problema para nuestro metabolismo, ya que son reservas energéticas que podemos movilizar y degradar rápidamente, el verdadero combustible del organismo. El problema surgirá con la transformación en grasa tanto del exceso de hidratos de carbono como de las grasas ingeridas. El exceso de azúcar es transportado al hígado, donde se producirá la glucólisis, aunque con un objetivo distinto del de obtener energía. Se formará piruvato, que terminará formando triglicéridos (grasas). ¿Y a dónde va esa grasa? Antes de empezar a buscarla en el espejo, vamos a hacer algunas aclaraciones. Cuando nacemos tenemos un exceso de una maravillosa grasa marrón, capaz de almacenar energía y de generar calor, y que ayuda a mantener nuestra temperatura corporal en un rango seguro durante los primeros días de vida. Esta grasa marrón se va sustituyendo por grasa blanca, que es una forma de almacenamiento de energía a largo plazo y menos eficiente en la quema de calorías, lo que contribuye al aumento de peso si se acumula en exceso, y que es más activa en personas expuestas al frío. Por ejemplo, la científica Anne Hjelstuen, en sus estudios con los inuits, exploró cómo su adaptación al frío extremo se relacionaba con la activación de la grasa marrón, lo que les permite mantener la temperatura corporal y resistir de manera eficiente. No obstante, el clima cálido que baña nuestro día a día sedentario es el mejor aliado para que rápidamente sustituyamos grasa marrón por grasa blanca. La grasa blanca es excelente a la hora de almacenar energía (si un gramo de glucosa contiene 4 kcal, un gramo de grasa equivale a 9 kcal), y veremos cómo se va a distribuir por todo el organismo. Ahora bien, cuando hay un exceso importante de grasa, se almacena en regiones ectópicas como el hígado (hígado graso) o el corazón (miocardiopatía). La localización de la grasa será diferente entre individuos, y se verá condicionada por otros factores de riesgo para desarrollar obesidad. En este punto de convergencia, la obesidad forma el eje fundamental del síndrome metabólico, caracterizado por un muy elevado riesgo de complicaciones cardiovasculares (como puede ser el infarto cardiaco o la trombosis arterial).

Para definir el síndrome metabólico necesitamos tres de los siguientes cinco criterios: hipertensión arterial, diabetes (o

2 determinaciones aisladas de la glucosa en ayunas superior a 100 mg/dL), elevación de triglicéridos, niveles reducidos de colesterol HDL (colesterol «bueno») y obesidad central. Esta obesidad central, caracterizada por una alta proporción de grasa visceral, es especialmente preocupante dado el elevado estrés oxidativo y el exceso de ácidos grasos libres que aporta al organismo. Pero, yendo más allá, el trastorno subintrante que más daño hace a nuestro cuerpo es la inflamación que aparecerá cuando nuestras células de defensa entren en contacto con los adipocitos (células cargadas de grasa). Este mismo tejido graso es capaz de liberar sustancias que activan nuestra inmunidad, ya que, al reconocerlo, nuestras células de defensa se dirigirán al foco productor de inflamación e intentarán finiquitarlo con poco éxito. Esto se debe a la aparición de un viejo conocido, el colesterol LDL (o colesterol «malo»), que se infiltrará en las capas internas de las paredes de los vasos sanguíneos, oxidándose y liberando más sustancias inflamatorias y otros productos provocados por el estrés oxidativo. Allí los macrófagos irán infiltrándose como locos para encontrar las fuentes de inflamación, cargándose por el camino de toda la grasa que van comiendo, y terminarán transformándose en los conocidos como «macrófagos espumosos». Estas células de defensa son disfuncionales, erráticas, torpes. Imagina un **macrófago** lleno de vesículas de grasa que apenas le dejan moverse... Al final, todos estos macrófagos espumosos quedan varados en el interior de las arterias, como ballenas blancas sin un **capitán Ahab** que las reclame. El acúmulo de estas células contribuirá a empeorar el foco inflamatorio y el estrés oxidativo, atrayendo más células de defensa, y finalmente se formarán cicatrices y depósitos de calcio para tratar de contener la reacción inflamatoria. Esto pondrá en jaque la viabilidad del vaso sanguíneo, al privarlo de su elasticidad y calibre. Esa lesión elemental se conoce como «placa de ateroma», y hará que el órgano irrigado

tenga un alto riesgo de padecer isquemia y, en consecuencia, de que se destruyan parcial o totalmente sus tejidos y deje de funcionar.

Como ves, he querido explicar un poco más a fondo cómo influye esa grasa «mala» en la salud de los vasos sanguíneos y en la formación de inflamación, pero todo exceso de grasa tendrá muchas más implicaciones dañinas para nuestro organismo.

¿SABÍAS QUÉ? La hiperglicemia (elevación de la glucosa en sangre) es la principal característica de la diabetes mellitus, aunque es común que se produzca en muchas enfermedades metabólicas crónicas. Esto termina generando un agotamiento del páncreas, siendo necesario tomar un tratamiento con pastillas para bajar los niveles de glucosa o, directamente, administrar de forma periódica insulina exógena. El daño que es capaz de causar ese aumento sostenido de glucosa en el torrente sanguíneo es un asesino silencioso para nuestros órganos: daña los vasos sanguíneos afectando directamente a órganos esenciales como el riñón, el cerebro, los nervios o el tejido de la retina.

Menos

El defecto de grasa y kilocalorías es tan perjudicial como su exceso. Esto, que puede parecer obvio, no llega al gran público de la misma manera que cuando hablamos de la obesidad. Si algo has aprendido en este capítulo es cómo nuestro organismo orquesta un equilibrio constante entre las entradas y salidas de energía. Bien, un déficit en el aporte de kilocalorías desmontará la cadena energética, obligándonos a usar lo que tengamos en reserva y posteriormente a digerirnos (literalmente) a nosotros mismos. Por un lado, la falta de kilocalorías y grasas hará que la producción de ATP y **NADH** que explicamos en la sección anterior sea deficitaria, provocando un aumento en la producción de radicales libres. Este estrés oxidativo activará nuestra inmunidad llevándola a una actividad que hará disminuir aún más nuestras reservas energéticas y que nos debilitará. Al tener un déficit de ácidos grasos esenciales (como el **omega-3**) también aumentará la oxidación de las células y la consiguiente inflamación. Otro factor que se verá alterado es la producción de corticoides endógenos como el cortisol, elemento fundamental en el control inmunológico y principal marcador de los biorritmos y del ciclo vigilia-sueño. Esta falta de cortisol se relaciona con el desarrollo de dolor crónico o depresión, por poner un par de ejemplos. De hecho, otras hormonas esteroideas que sufrirán los daños colaterales del defecto energético serán las sexuales, impactando negativamente en la función sexual en ambos sexos y, en el caso de la mujer, en el correcto funcionamiento del ciclo menstrual. Otra alteración que subyace a la falta de nutrientes es la malnutrición, lo que conlleva un funcionamiento «bajo mínimos» de nuestro organismo. Se atrofian las vellosidades del intestino y como consecuencia se dificulta la absorción de los ya pocos nutrientes que ingiere alguien con déficit calórico. Muchos de estos micronutrientes, como la vitamina D o el zinc, son antiinflamatorios, por lo que su defecto favorecerá nuestra archiconocida inflamación crónica. Además, esta alteración de los intestinos hace que su interior se debilite, permitiendo que bacterias y toxinas lo atraviesen en un fenómeno conocido como «permeabilidad intestinal». Asimismo, la falta de proteínas conllevará destrucción muscular, con lo que desaparecerán los depósitos de glucógeno destinados a brindarnos energía rápida y duradera. Finalmente, ese músculo será digerido (catabolizado) para obtener proteínas y aminoácidos esenciales, aunque con poca ganancia calórica para las diferentes rutas metabólicas activas. Toda esta carencia de energía llevará a un debilitamiento extremo de nuestro cuerpo y a una atrofia global del sistema musculoesquelético, así como al cese progresivo de las funciones del resto de los órganos.

Para finalizar, me gustaría resaltar que el defecto calórico no se puede equiparar a los diferentes tipos de ayunos que se hayan podido estudiar como beneficiosos en términos globales de salud (siempre bajo supervisión médica).

Glosario

- Glucólisis: reacción química intracelular que se lleva a cabo para producir energía.
- Inuit: grupo indígena que habita en las regiones árticas de América del Norte, incluyendo Groenlandia, Canadá y Alaska
- Macrófago: célula protagonista de la inmunidad innata, encargada de comerse agentes infecciosos o células infectadas o en mal estado, para promover la actividad inmunológica secundaria.
- Capitán Ahab: capitán del barco ballenero Pequod, cuyo único propósito es capturar a la gran ballena blanca, Moby Dick, título del famoso libro de Herman Melville.
- NADH: nicotinamida adenina dinucleótido reducido. Molécula que transporta y cede electrones. Clave en todas las reacciones químicas de nuestro organismo.
- Omega-3: ácido graso esencial con funciones antiinflamatorias.

Baile hormonal

Imaginemos nuestro organismo como una gran sala de baile donde nuestras hormonas son las encargadas de orquestar los ritmos que se van a bailar, la música que sonará y la coreografía que interpretarán los bailarines. Este baile viene dado por la cantidad de energía disponible, pero también por cómo adaptemos nuestra actividad a los ritmos circadianos o evitemos sustancias que pueden alterar el equilibrio hormonal (**disruptores endocrinos**). En nuestro organismo existen alrededor de 50 hormonas distintas, que aparecerán en función del periodo de nuestra vida (niñez, adolescencia, adultez, vejez) o de nuestra condición (edad reproductiva, embarazo, lactancia, menopausia, etc.). Los órganos que las van a producir son muy variados, pero podemos citar los principales:

- EJE HIPOTÁLAMO-HIPOFISARIO (H-H): sin lugar a dudas, el coreógrafo de nuestro organismo. Una estructura intrincada en el centro de nuestro cerebro desde la cual nuestra mente actúa sobre nuestra fisiología. ¿No te parece maravilloso cómo llegó una ameba a concentrar neuronas con capacidad para liberar hormonas? ¿En qué momento ese impulso eléctrico transgredió la física de la electricidad para sublimar la materia y convertirla en **sustancias endocrinas**? Pues sí, nos relacionamos con el entorno a través de los sentidos, pero es el eje H-H el encargado de traducirlo en hormonas que actuarán sobre nuestro metabolismo y actividad celular. Además, paralelamente se encargará de que sigan funcionando de manera adecuada funciones como el crecimiento o la reproducción. Ahí es nada. Intentando simplificar el circuito, vemos cómo la estructura productora de hormonas más profunda en nuestro sistema nervioso central, el hipotálamo, traduce el impulso del cerebro en una orden para la **hipófisis**, que siempre ejecuta de modo diligente. Esto lo hace a través de cuatro grandes grupos de hormonas:

1. CRH (hormona liberadora de corticotropina): estimula la hipófisis para producir ACTH, que a su vez actuará sobre las glándulas suprarrenales para producir cortisol, la hormona del estrés. Este cortisol, en dosis fisiológicas (normales) y a corto plazo, puede tener funciones antiinflamatorias y protectoras, pero liberado de forma sostenida generará estrés crónico, inflamación de bajo grado y debilitamiento de nuestro sistema inmunológico.

2. TRH (hormona liberadora de la tirotropina): estimula la hipófisis para que libere TSH, que a su vez estimulará la glándula tiroides para que produzca hormonas tiroideas (T3 y T4). Estas hormonas son las encargadas de regular nuestro metabolismo. En situaciones deficitarias (hipotiroidismo) se producirá un enlentecimiento de todo el cuerpo que llevará a un acúmulo de toxinas y a que se produzca debilitamiento muscular y cognitivo. En un exceso de hormonas tiroideas (hipertiroidismo) existirá un grado de activación dañino para las estructuras propias por hacerlas funcionar por encima de las revoluciones necesarias. Ambas situaciones llevan inexorablemente a un acúmulo de inflamación que actuará de forma larvada sobre tu salud.

3. **GnRH** (hormona liberadora de gonadotropinas): estimula la hipófisis para liberar LH (hormona luteinizante) y FSH (hormona foliculoestimulante), encargadas de activar la producción hormonal en ovarios y testículos. Las hormonas sexuales tienen efectos anabolizantes y protectores sobre la fisiología humana, por lo que un déficit de estas puede contribuir a un estado proinflamatorio y ejercer un efecto negativo sobre la función sexual y reproductiva.
4. **GHRH** (hormona liberadora de somatotropina): estimula la hipófisis para que produzca GH (hormona del crecimiento), crucial para el desarrollo ponderal, la maduración de los huesos y la salud muscular.

- **EJE TIROIDEO**: como decíamos, la tiroides, situada en la parte anterior del cuello, es la encargada de liberar hormonas tiroideas, que son las principales responsables de decidir cómo se utilizará la energía de nuestro organismo. Si el eje H-H era el gran coreógrafo de nuestra danza interna, sin duda las hormonas tiroideas, T3 (triyodotironina) y T4 (tiroxina), definirán el ritmo de la música que bailaremos. La T3 tiene un ritmo más activo y potente, necesario en los momentos clave para acelerar los pasos de los bailarines y asegurarse de que el cuerpo tenga energía suficiente para moverse con gracia y eficacia. La T4 (mucho más abundante) es como un acorde sutil y estable que establece la base sobre la cual la T3 despliega su potencia, preparando el escenario para que el metabolismo siga su curso de manera constante.
- **PÁNCREAS**: para que se produzca ese ir y venir de hormonas, esa danza invisible, se necesitará energía, incorporada desde el metabolismo celular. Aquí encontraremos a dos grandes bailarines principales: la insulina y el glucagón, ambas hormonas producidas por el páncreas. La insulina es la bailarina principal de nuestro cuerpo,

capaz de centrar toda la atención con su danza hipnótica en situaciones en que hay un exceso de glucosa en la sangre. Gracias a ella las células incorporarán esa glucosa y la usarán como fuente de energía, o almacenaremos glucógeno en el hígado (¡esto ya sabes lo que es, felicidades!). En situaciones de inflamación, se produce una resistencia a la acción de esta hormona para favorecer un exceso de glucosa circulante que sea usada como energía en los diferentes focos de inflamación. Esto puede ser beneficioso durante un tiempo, pero si se trata de algo sostenido, será la puerta de entrada para desarrollar síndrome metabólico (¡esto también ya sabes lo que es!). Cuando el escenario es deficitario de glucosa, aparecerá la hormona contrarreguladora de la insulina, el glucagón, capaz de liberar la glucosa de los depósitos para ser usada por parte del organismo.

- EJE SUPRARRENAL: las glándulas suprarrenales son unos pequeños órganos endocrinos situados justo encima de los riñones desde el punto de vista anatómico (de ahí su creativo nombre). Son productoras de cortisol, adrenalina y aldosterona, principalmente. Como vimos con anterioridad, el cortisol es conocido de forma coloquial como «la hormona del estrés» y prepara al cuerpo para funcionar al 200 por ciento de su capacidad durante un tiempo limitado. Tiene efectos anabolizantes, euforizantes, inhibe el dolor y frena el control inmunológico. Prepara al organismo para el estallido de la adrenalina, hormona que nos otorga superpoderes en situaciones límite. La adrenalina es secretada en contextos de peligro o estrés extremo, y maximiza nuestras capacidades físicas aumentando la frecuencia cardiaca, la frecuencia ventilatoria, el consumo de glucosa, tensando la musculatura esquelética e incrementando la capacidad de concentración y resolución de conflictos. Para acabar, la aldosterona, mucho más

pausada, regula las concentraciones de nuestros fluidos corporales con el objetivo de mantener el entorno líquido con el correcto voltaje y proporción de elementos.
- EJE GONALDAL: por último, las hormonas sexuales (estrógenos, progestágenos, testosterona) son el coro de bailarines energéticos, vibrantes, exuberantes que distraen nuestra atención. Más allá de sus propiedades como reguladoras del ciclo menstrual, tienen efectos moduladores del sistema inmune y ofrecen protección a nivel cardiovascular. Del mismo modo, la hormona anabolizante por excelencia, la testosterona, aumentará la masa muscular y la robustez del tejido óseo (tanto en la mujer como en el varón), dándonos picos de energía e incrementando el número de glóbulos rojos; esto terminará activando el consumo de energía por parte del organismo, favoreciendo la formación de más músculo y la destrucción de tejido graso.

Glosario

— Disruptores endocrinos: sustancia sintética o de origen animal/vegetal que puede interferir con el correcto funcionamiento de una o varias hormonas.
— Sustancias endocrinas: es otra forma de llamar a las hormonas, sustancias liberadas dentro de nuestro organismo para ir de un lugar a otro y activar algunas de sus funciones.
— Hipófisis: también conocida como «glándula pituitaria», es una pequeña glándula ubicada en la base del cerebro que se pone en contacto con el resto de los órganos productores de hormonas de nuestro organismo.

PARA RECORDAR

- Calorías y rutas metabólicas: las calorías son una medida de energía que el cuerpo obtiene a través de la digestión de alimentos. Esta energía puede ser almacenada en depósitos de grasa o glucógeno, o liberada y utilizada para mantener un correcto funcionamiento de las células y el metabolismo.

- Ni más ni menos: el equilibrio entre las calorías ingeridas y gastadas es esencial para mantener la salud. Un exceso de calorías se almacena como grasa y puede llevar a inflamación y enfermedades metabólicas, mientras que un déficit energético generará un proceso de digestión de estructuras propias, con el consiguiente debilitamiento y predisposición a infecciones u otras enfermedades crónicas.

- Baile hormonal: las hormonas juegan un papel clave en la regulación del metabolismo, el crecimiento y la inflamación. El eje hormonal coordina las respuestas del cuerpo desde un eje central hipotálamo-hipofisario, que pondrá en funcionamiento el resto de las glándulas de nuestro organismo (tiroides, páncreas, suprarrenales y gónadas), manteniendo el equilibrio energético y la salud.

QUÉ PUEDES HACER TÚ

- Mantén una alimentación equilibrada, rica en proteínas, grasas saludables y carbohidratos complejos, y huye de modas dietéticas con poca evidencia científica. Un buen balance energético ayuda a regular los niveles de insulina, controlar

el apetito y mantener un metabolismo saludable. Evita alimentos con alto índice de azúcares o grasas no saludables, así como ultraprocesados y productos refinados.
- El ejercicio físico aeróbico (o de resistencia) aumenta de forma sostenida y equilibrada el gasto energético, mejorando la sensibilidad a la acción de la insulina y estimulando la producción de la testosterona, la hormona del crecimiento o las endorfinas.
- Prioriza un sueño reparador para que se produzca un correcto equilibrio hormonal. La falta de sueño mantiene a nuestro organismo en una situación de estrés en la cual se producirá un exceso crónico de cortisol, una retención de líquidos exagerada o una tendencia a la fatiga o a la irritabilidad por disfunción tiroidea.
- Controla el estrés de tu día a día y céntrate en tu salud mental. Técnicas como la meditación, el yoga o la respiración profunda han demostrado ser de mucha utilidad, pues mejoran el perfil de hormonas suprarrenales que regirán tus acciones.
- Bebe suficiente agua para que se produzcan correctamente las reacciones químicas de tu organismo. El agua facilita la digestión y ayuda a mantener el equilibrio hormonal. El defecto de agua se relaciona con la demencia, la insuficiencia renal progresiva o el riesgo aumentado de sufrir fracturas, entre otras cosas.

LA ANÉCDOTA → Más que situarla como anécdota, debería definir a la mitocondria como la «gran anécdota» en la evolución de la vida en nuestro planeta. Fue este evento único y monumental, hace más de mil quinientos millones de años, lo que transformó la trayectoria de la vida. La mitocondria es una organela intracelular que puede pasar desapercibida en libros de estudiantes de bachiller o en algún documental aliado de la siesta. Nada más lejos de la realidad: este componente de la célula en una ocasión fue un organismo individual, que terminó absorbido por otra célula más grande en un acto simbiótico de supervivencia. En lugar de destruirse la una a la otra, ambas células formaron una alianza evolutiva que desató un poder biológico sin precedentes: la capacidad de generar energía de manera eficiente. Gracias a esto aparecieron las células eucariotas, inicialmente amebas o protozoos, hasta llegar a los tan manidos organismos superiores (por ejemplo, *Homo sapiens sapiens*). Esta mitocondria nos dio la capacidad de convertir oxígeno en energía pura mediante el ATP (una moneda energética que utilizaban de forma muy eficiente). Esta pequeña organela es como un motor cuántico en miniatura que dirige desde dentro nuestra capacidad para evolucionar, crecer y asumir nuevos retos. Además, aparte de ser una fábrica incansable de energía, constituye también un símbolo de la interconexión de todas las formas de vida. Podríamos dibujar una línea materna de la vida en nuestro planeta que conectaría esa primera mitocondria con cualquiera de las que forman parte de tu organismo. Las mitocondrias poseen su propio ADN, separado del núcleo celular, y este ADN mitocondrial

(ADNmt) se hereda únicamente a través de la madre. Cada vez que un nuevo ser humano es concebido, la mitocondria de la madre es la que pasa intacta, mientras que las mitocondrias del padre se desvanecen. Gracias a las mitocondrias, la vida en la Tierra inició un viaje imparable hacia la diversidad biológica y la creación de organismos.

PARA SABER MÁS:
- Lontchi-Yimagou E., Sobngwi E., Matsha T. E., Kengne A. P., «Diabetes mellitus and inflammation», *Current Diabetes Reports*, 2021, n.º 21(3), p. 19 → Explicación a fondo de cómo la diabetes mellitus 2 contribuye a la inflamación crónica y al daño en nuestro organismo.
- Maeda N., Takahashi M., «Inflammatory signaling in obesity and metabolic disorders», *Diabetes, Obesity and Metabolism*, 2021, n.º 23, pp. 3-13 → Este artículo profundiza en las vías inflamatorias desencadenadas por la obesidad y cómo estas interfieren en la señalización de la insulina, exacerbando la diabetes y otras enfermedades metabólicas.
- Zhang X., Jin Q., Luo Z., Zhang Y., «Mitochondria in inflammation-induced metabolic dysregulation», *International Journal of Molecular Sciences*, 2020, n.º 21(18), p. 6627 → Papel de las mitocondrias en el control del metabolismo y la inflamación.

Microbiota

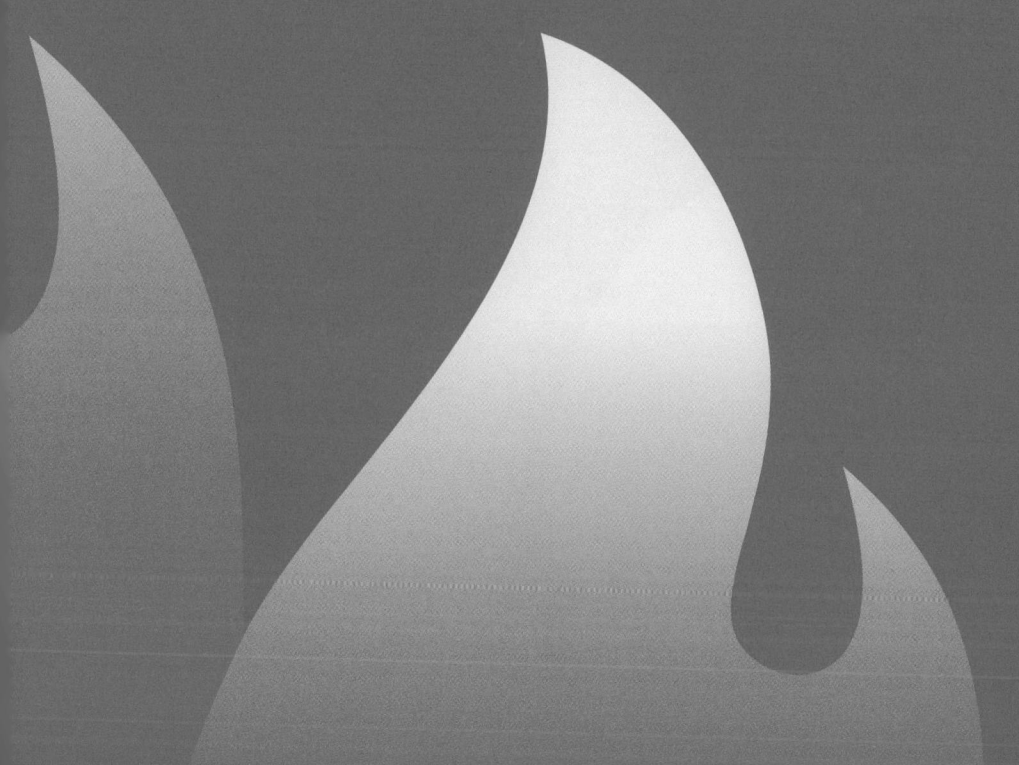

Microbiota pro- y antiinflamatoria

Voy a repetir mi manida frase: «Somos un holobionte» formado por bacterias, virus, hongos... y células en armonía, para justificar que 100 billones de los microorganismos que forman parte de nosotros son bacterias. Esto quiere decir que existe una proporción 1:1 con las células de nuestro cuerpo. ¿Cómo te quedas? Imaginemos a nuestras bacterias como un órgano vivo, capaz de tapizar el interior de vísceras o las superficies de la piel, los huesos o el esmalte.

¿SABÍAS QUÉ? Tus dientes están recubiertos de una capa conocida como «placa dental», que no es ni más ni menos que una película de bacterias bien organizadas. No se trata de suciedad, sino de una estructura dinámica y activa que, cuando tiene un número equilibrado de bacterias, protege la salud de los dientes y las encías. A este órgano vivo se le conoce como «microbiota». Y, si bien desde los años setenta se sabe que estaba en el interior de nuestro intestino, no es hasta después del 2010 cuando se le empiezan a atribuir otra serie de funciones que meramente la de la digestión de los alimentos. En nuestro intestino veremos una intensa lucha por ocupar territorios y nichos ecológicos que poco tiene que envidiar a una partida del mítico juego de mesa Stratego. Pasemos a presentar a los dos «bandos», diferenciados principalmente por cómo se relacionan con nuestras células: las bacterias patógenas (proinflamatorias), que intentarán invadirnos y consumir nuestros nutrientes, y las que viven en simbiosis con nosotros (antiinflamatorias), que buscarán una armonía con la que compartir existencia.

- Bacterias proinflamatorias: principalmente se dedican a alterar el frágil equilibrio entre el resto de las bacterias intestinales, llegando a lesionar la mucosa intestinal y generando focos de inflamación como si de pequeños incendios se tratase. No es de extrañar que se las relacione con el desarrollo de enfermedades autoinmunes del intestino, como la **enfermedad de Crohn** o la **colitis ulcerosa**. En casos muy extremos, pueden llegar a causar infecciones graves a nivel intestinal o incluso sistémico.
- Bacterias antiinflamatorias: viven en una sofisticada simbiosis con las células de su alrededor y con el organismo superior al que pertenecen (lo que venimos siendo nosotros). Serán unas excelentes productoras de ácidos grasos de cadena corta, con gran potencia antiinflamatoria, y formarán parte del proceso de producción de vitaminas clave para nuestro metabolismo y nuestra inmunidad.

Bacterias proinflamatorias

Vamos con una elección de cinco bacterias muy relevantes:

1. *Escherichia coli* (*E. coli*): nos encontramos ante una amenaza silenciosa. Si bien es cierto que solo constituye un 0,1 por ciento de la microbiota intestinal, ciertas cepas serán potencialmente inflamatorias debido a su

agresividad. A estas cepas **patógenas** se las conoce por la afectación que pueden causar: *E. coli* enterotoxigénica (responsable de la diarrea del viajero), *E. coli* enterotoxigénica (responsable de la diarrea en niños), *E. coli* enterohemorrágica (responsable de cuadros de sangrado intestinal y fallo renal) y *E. coli* enteroinvasiva (capaz de ir más allá del intestino y entrar en el torrente sanguíneo). Esto último puede suceder debido a la invasión de las células epiteliales intestinales por parte de las bacterias. Es entonces cuando, a través de los *Toll-like receptors* (¡esto sabes lo que es!), se activa la cascada de la inflamación, liberándose **citoquinas** como la interleuquina-6 (IL-6) o el **factor de necrosis tumoral alfa (TNF-α)** que amplifican la respuesta inmune.

Vale, ya dije que lo sabías, pero en realidad es muy complejo y no quiero que te quedes con la sensación de no haber aprendido algo. Vamos a verlo con más detalle. Imagina que la bacteria está adherida a la célula epitelial intestinal, a través de estructuras especializadas llamadas «pili» o «fimbrias», como «pelos» que permiten a la bacteria «agarrarse» a la superficie celular. Una vez sobre la célula del intestino, percutirá con diferentes toxinas hasta hacer cambiar la forma de la célula que quiere invadir. Cuando la célula queda debilitada, con una forma aberrante y separaciones con las otras células del entorno, la cubierta externa de las células (membrana celular) se desestructura, permitiendo a la bacteria invadirla. No obstante, con música épica (o no, depende de tus auriculares), nuestro sistema inmunológico no iba a dejar que las células epiteliales sean destruidas sin más. Es aquí donde nuestro guardaespaldas 24/7, a través de los *toll-like* receptores de las membranas celulares, reconocerá este patrón de la *E. coli* (¿recuerdas los mecanismos de reconocimiento por patrones?) y activará dos grandes vías de inflamación: por un lado, la formada por la propia célula invadida que agoniza (apoptosis), donde se liberarán las proteínas inflamatorias para atraer más células al foco de la inflamación, y, por otro, las interacciones con el sistema inmunológico y la amplificación de la señal del mismo para acudir al lugar donde se está generando el daño del tejido y la respuesta defensiva innata. Y aquí lo dejamos.

¿SABÍAS QUÉ? Los nombres de las bacterias se deben escribir en cursiva por convención internacional. El primer nombre se refiere al género, *Escherichia*, y el segundo a la especie, *coli*: *Escherichia coli*.

2. *Enterococcus faecalis*: este microorganismo, un habitual del interior de nuestro tubo digestivo (su nombre le delata: bacteria redonda del intestino), puede llegar a dividirse de forma descontrolada, liberando toxinas que dañan la mucosa intestinal. Además, es un fuerte inductor de especies reactivas de oxígeno, capitales en tu ya conocido estrés oxidativo. Huelga decir que los enterococos, en situaciones de normalidad, son unos aplicados comensales de la flora intestinal que ayudan a que exista una correcta biodiversidad y un biofilm bacteriano estable.

3. *Clostridium difficile*: este germen es uno de los más peligrosos de nuestro intestino. Típicamente causa una diarrea incoercible que puede evolucionar a colitis grave con hemorragias digestivas. Suele aparecer después de consumir antibióticos que destruyen la flora intestinal sin haber dado un correcto soporte con probióticos. Es muy resistente a los antibióticos, lo que le confiere una doble peligrosidad, dado que no existen muchas alternativas de tratamiento. Se perpetúa en el ambiente por esporas, que son también extremadamente resistentes.

¿SABÍAS QUÉ? Las esporas del *Clostridium difficile* son capaces de soportar ambientes extremos como el espacio y la exposición prolongada a rayos cósmicos. Resisten la desecación, temperaturas de hasta 121 °C, pH extremo (como el del estómago), etc. Para eliminarlas, no podemos utilizar productos hidroalcohólicos o peróxido de hidrógeno, así que siempre deberemos lavarnos las manos con abundante agua y jabón.

4. *Salmonella spp*: es una de las principales causas de intoxicación alimentaria en todo el mundo, y suele causar diarreas agudas muy graves. La encontraremos en huevos crudos (o alimentos hechos de huevo que se hayan deteriorado), carne poco cocinada y aves de corral. Tanto los reptiles como las aves de compañía son portadores asintomáticos de estos gérmenes y pueden transmitir la infección a los humanos.

5. *Campylobacter jejuni*: otra de las principales causas de diarrea del mundo. Suele darse después de consumir carne de pollo en mal estado o poco cocinada. Precisamente por el extendido uso de antibióticos en animales de granja, *Campylobacter* ha desarrollado una gran resistencia a estos fármacos, y se ha convertido en una bacteria que puede ser difícil de erradicar. Además, se la ha relacionado con el desarrollo de una enfermedad autoinmune (en 1 de cada 1.000 casos de infección gastrointestinal): el síndrome de Guillain-Barré.

Bacterias antiinflamatorias

He escogido cinco, que pasaré a desglosar:

1. *Bifidobacterium longum*: principal productora de ácidos grasos de cadena corta como el acetato, el butirato o el propionato, con actividad antiinflamatoria al suprimir la

actividad de los *Toll-like receptors*. Son esenciales para mantener la integridad del intestino, pues previenen la aparición de fenómenos de **permeabilidad intestinal**. Una de sus principales características es la capacidad que tienen para degradar la leche materna, siendo esenciales en la salud intestinal de los lactantes y en las primeras etapas de la vida. También son ampliamente utilizadas como probióticos en productos lácteos y fermentos.

2. *Akkermansia muciniphila*: se trata de la principal bacteria que nos ayudará a mantener intacta la barrera intestinal. Se encarga de degradar el moco intestinal, con lo que promueve la producción de más moco nuevo, de mayor calidad. Además, produce sustancias que anclan mejor entre sí a las células intestinales, evitando que bacterias patógenas o sustancias tóxicas pasen a través de ellas. Diferentes estudios han mostrado que niveles óptimos de esta bacteria en nuestro intestino previenen la obesidad, la diabetes o la enfermedad inflamatoria intestinal. Podemos potenciarla consumiendo alimentos ricos en polifenoles (uvas, arándanos, granada) e inulina (plátano, espárragos).

3. *Lactobacillus rhamnosus*: la familia de los lactobacilos es conocida por su importancia en la fertilidad femenina, pues se trata de la bacteria primordial para un correcto microambiente vaginal y uterino. Actúa inhibiendo la producción de citocinas proinflamatorias, al mismo tiempo que promueve que se produzcan aquellas que bloquean la inflamación, como la IL-10. También ayuda a la producción de defensinas, que son unas proteínas de nuestro organismo encargadas de actuar como antimicrobianos que refuerzan la defensa contra bacterias patógenas sin generar una respuesta inflamatoria exagerada.

4. *Faecalibacterium prausnitzii*: gracias a esta bacteria se producen grandes cantidades de butirato, un ácido graso de cadena corta que tiene un potente efecto antiinflamatorio. El butirato es capaz de modular la respuesta de las células dendríticas, ayudándolas a tener autocontrol sobre una respuesta inmune exagerada. Hemos de entender que las bacterias «buenas», como el *Faecalibacterium prausnitzii*, lo son no porque bloqueen la inflamación o nos dejen sin capacidad para responder ante un foco inflamatorio, sino porque gracias a esta sinergia invisible y constante se inducen fenómenos de tolerancia y respuesta inmune adecuadas.
5. *Roseburia hominis*: tiene una función parecida al *F. prausnitzii*, ya que produce ácidos grasos de cadena corta y mejora el perfil antiinflamatorio de nuestra mucosa. Unos niveles adecuados de *R. hominis* se asocia con un menor riesgo de obesidad, diabetes tipo 2 y síndrome metabólico, posiblemente por su papel en la regulación de la glucosa y el metabolismo lipídico. La podemos incorporar mediante una dieta rica en fibras fermentables, que las tienes muy a mano, pues están presentes en frutas, verduras, legumbres y granos integrales.

¿SABÍAS QUÉ? La diferencia entre prebióticos y probióticos puede parecer obvia, pero es importante conocer que los prebióticos son fibras y compuestos vegetales que no son digeribles por nuestro tubo digestivo y terminan siendo alimento para las bacterias buenas de nuestro intestino. Los encontramos en el ajo, el plátano verde, los espárragos o la avena, entre otros. Ayudan al crecimiento de bifidobacterias y lactobacilos, fundamentalmente. Los probióticos, por otro lado, sí que son microorganismos vivos que pueden quedarse en tu tubo digestivo para ayudarlo a regenerarse o para modular la microbiota. Los puedes encontrar en el yogur natural, el kéfir o el tempeh.

Glosario

- Enfermedad de Crohn: enfermedad autoinmune a consecuencia de la cual se producen focos de inflamación en cualquier tramo del tubo digestivo, y que provoca la aparición de úlceras, lesiones estenosantes o sangrado intestinal.
- Colitis ulcerosa: enfermedad autoinmune que afecta exclusivamente al colon y al recto. Se caracteriza por úlceras en la mucosa y sangrado intestinal.
- TNF-α o factor de necrosis tumoral alfa: citoquina proinflamatoria.
- Comensales: gérmenes que ocupan una localización anatómica sin ser dañinos para esta ni tampoco establecer mecanismos simbióticos (relación *win-win*) con su entorno.
- Biofilm: estructura compleja formada por varias capas de gérmenes que recubren una estructura anatómica, generalmente una mucosa o un dispositivo externo (por ejemplo, el interior de una sonda vesical o la superficie de una válvula cardiaca mecánica).
- Probióticos: alimentos o complementos alimenticios ricos en cepas bacterianas (generalmente no patógenas) que pueden repoblar nuestra microbiota intestinal tras su ingesta.
- Síndrome de Guillain-Barré: enfermedad inflamatoria que afecta al sistema nervioso periférico y debido a la cual el cuerpo se paraliza desde los pies hasta la musculatura deglutoria.
- Permeabilidad intestinal: proceso por el que se pierden uniones entre células del epitelio intestinal, dejando pasar a través de ellas, en dirección al torrente sanguíneo, toxinas, productos proinflamatorios o incluso bacterias patógenas.

Barrera intestinal

En el anterior capítulo aludimos a la función dinámica de las bacterias que recubren el interior de nuestro intestino, con lo que aprendimos funciones que hasta ahora desconocíamos. Una de las grandes olvidadas al hablar de la microbiota es la función de barrera física que ejercen, con todo lo que acontece de forma secundaria al entrar en contacto estrecho con los microorganismos. Es decir, se trata de una suerte de muro viviente que es difícil penetrar cuando hay una salud intestinal óptima. Si nos permitimos la licencia de imaginar este biofilm bacteriano como una muralla defensiva, podremos diferenciar más en detalle sus capas:

- *Lactobacillus spp*: imaginemos que son los ladrillos principales sobre los que se aposentan el resto de las bacterias y sustancias propias de la mucosa. Irán ocupando los espacios libres de nuestro intestino, evitando que otras bacterias más peligrosas lo hagan, y, además, generarán un ambiente hostil para las bacterias patógenas gracias a su capacidad para acidificar el medio.
- *Bifidobacterium spp*: los famosos bífidos intestinales podrían ser el cemento que une a las diferentes bacterias entre sí. Como ya sabemos, son capaces de fermentar fibras vegetales y carbohidratos complejos, gracias a lo

cual se producen ácidos grasos de cadena corta, muy beneficiosos por su potente efecto antiinflamatorio. Además, mantienen el microambiente del biofilm con las concentraciones óptimas de oxígeno para que se puedan desarrollar otras bacterias beneficiosas en lugar de patógenos.

¿SABÍAS QUÉ? Las bifidobacterias reciben este nombre por su forma característica. Vistas al microscopio, tienen una forma que se asemeja a una «Y», por lo que toman el término del latín «bifidus», que también puede ser traducido como «bifurcado» o «partido en dos».

- *Akkermansia muciniphila*: ¿todavía no conoces la famosa *Akkermansia*? Es María Real Capell quien más pasión ha puesto en toda su divulgación para acercarnos a esta familia de bacterias. «¡Has de comer más arándanos, Enrique!», solía decirme; y ahora, tras comprobar cuán útiles son, los como todos los días para desayunar. Y es que esta bacteria es fundamental para fabricar el moco que protege al biofilm bacteriano y para mantener las uniones intercelulares entre las células epiteliales intestinales. Gracias a ellas se va a prevenir la temida permeabilidad intestinal. Así pues, *Akkermansia* podría ser el yeso que tapiza nuestra muralla (aunque la Muralla China no tenga un recubrimiento de yeso).
- *Faecalibacterium prausnitzii*: es la capa aislante que protege de la inflamación y de los tóxicos circulantes a las células intestinales, capaz de generar ácidos grasos antiinflamatorios de cadena corta, como puede ser el butirato. Interactúa con otras bacterias intestinales en la fermentación de fibras dietéticas complejas, así que es un elemento activo facilitador de un ecosistema equilibrado.
- *Roseburia*: se trata de un refuerzo de metal en el muro (al igual que las varillas de acero), que termina de aumentar la resistencia del biofilm intestinal. Podríamos decir que es

un bacilo con flagelos que se mueve con libertad por el microbioma intestinal, y que necesita para ello mucha fibra vegetal y un ambiente libre de oxígeno. Su actividad también produce butirato y estimula la producción de linfocitos beneficiosos como los T reguladores.

Pero… no solo las bacterias que conforman el biofilm formarán el muro que protege el epitelio intestinal, dado que todas las sustancias que se generan en su metabolismo son tan importantes como las bacterias en sí o incluso más. En primer lugar, los previamente mencionados ácidos grasos de cadena corta como el butirato, propionato y acetato fortalecerán las uniones entre las células intestinales. En segundo lugar, y de forma destacada, vamos a ver cómo la mucina (moco intestinal) recubre todas las juntas entre células intestinales, creando una capa interna protectora y aislante. Esta mucina es producida gracias a la acción de la *Akkermansia muciniphila* sobre las células caliciformes, en íntima conjunción con los precursores antiinflamatorios. Estas células caliciformes, como su propio nombre indica, tienen forma de cáliz, y están cargadas de moco intestinal. La secreción de moco hacia el lumen del intestino será estimulada por bacterias comensales como las que hemos descrito y por la presencia de fibra vegetal en la dieta. Es importante saber que este moco estará lleno de un anticuerpo típico de las mucosas, la IgA secretora, que defenderá a las células intestinales contra las bacterias o virus que hayan conseguido hacer disrupción del moco. Por último, quiero añadir que muchos metabolitos aparecidos de forma habitual en el ciclo vital de las bacterias del microbioma intestinal, como puede ser el indol (derivado del metabolismo del triptófano), reducen las uniones estrechas y protegen de la permeabilidad intestinal aumentada.

Así pues, tanto la competencia entre las bacterias existentes del biofilm (efecto de exclusión) como las sustancias que producen en su día a día, además de las que se sintetizan exclusivamente para defender el biofilm, formarán un microambiente necesario para hacer más compacto (y solidario) el microbioma intestinal.

¿SABÍAS QUÉ? La inmunoglobulina A, presente en las mucosas y, en altísimas concentraciones, en la leche materna, fue bautizada así por puro practicismo científico. Te cuento. En los años treinta, cuando se identificaron por primera vez los anticuerpos, se vio cómo estas proteínas predominaban en una región del **proteinograma** conocida como la de las «gammaglobulinas». A partir de este descubrimiento, se decidió ponerle al primer anticuerpo el nombre de «IgG» («G» de gammaglobulina). Pues bien, la siguiente en descubrirse en un corto espacio de tiempo fue la IgA, y debemos suponer que pensaban descubrir todo un alfabeto de inmunoglobulinas, pero se tuvieron que conformar con la IgM (de «macroglobulina»), IgE (por la «e» de «allergy») y la IgD (por ser la cuarta en descubrirse tras las IgG, A, B, C, D... o eso suponen los científicos). Todo muy lógico.

Glosario

- Acidificar: disminuir el ph de una solución acuosa (en el ser humano el medio interno) para favorecer que se produzcan una serie de reacciones químicas.
- Epitelio intestinal: grupo de células que dan forma al intestino, recubriendo el interior de este y separando el lumen del resto del organismo.
- Células caliciformes: células dispuestas a lo largo del epitelio intestinal cuya función es la de producir el moco intestinal.
- Metabolitos: compuestos químicos que producen las bacterias producto de su metabolismo y actividad usual.

- Uniones estrechas: estructuras especializadas formadas por proteínas que sellan el espacio entre las células epiteliales intestinales.
- Efecto de exclusión: capacidad de las bacterias beneficiosas para ocupar los espacios disponibles en una superficie, como el intestino, impidiendo la colonización de bacterias patógenas.
- Lumen: se trata del espacio interno de un órgano, vaso sanguíneo u otra estructura anatómica.
- Proteinograma: prueba de laboratorio muy antigua (pero muy fiable y aún vigente) que analiza las proteínas presentes en el suero o plasma sanguíneo mediante electroforesis, separándolas en distintas fracciones según su tamaño y carga eléctrica.

Bacterias antiinflamatorias y dónde encontrarlas

Bacteria	Alimentos comunes	Receta básica
Bifidobacterium	Ajo, cebolla, plátano maduro, avena	Copos de avena con plátano en rodajas
Lactobacillus	Yogur natural, kéfir	Vaso de kéfir con una cucharada de miel
Akkermansia muciniphila	Granada, nueces, té verde, arándanos	Ensalada con granada, nueces y arándanos
Faecalibacterium prausnitzii	Avena, legumbres, aceite de oliva	Guiso de lentejas con verduras y AOVE
Roseburia spp.	Plátano, cebada, linaza	*Porridge* de avena con plátano y semillas de lino

Eje intestino-cerebro

¿Qué me dirías si te intentara convencer de que tenemos «dos cerebros», y que ese segundo en discordia reside en tus intestinos? Se trata de una revelación bastante arriesgada, que en realidad estoy formulando más por efectismo (y por evidenciar el *mainstream* que existe en nuestra época con el **eje intestino-cerebro**) que por mi capacidad de demostrarlo. Esta idea me parece, pues, una metáfora atractiva, efectista, y que no caracterizaría de rigurosa. Aunque el tubo digestivo esté inervado (como cualquier estructura anatómica, faltaría más), y a pesar de que tiene programados varios automatismos clave en la digestión, no posee la capacidad de procesar pensamientos, tomar decisiones conscientes o regular emociones de manera independiente.

El concepto se ha popularizado por el atractivo de vincular la salud intestinal con la salud mental, de lo cual no vamos a abjurar, cosa que ha reforzado la idea de que podemos establecer una comunicación directa entre pensamientos y digestiones (aseveración de la que me vas a permitir, como mínimo, dudar). Cierto es que un **par craneal** como el **nervio vago** conecta el cerebro con el intestino de manera bidireccional (de hecho, el 80 por ciento de la información viaja de forma ascendente). Gracias a su acción podemos estimular la producción de jugos gástricos, promover el movimiento intestinal, relajar esfínteres o regular la secreción de moco. Por otro lado, ofrece información a nuestro encéfalo sobre la distensión del estómago, la irritación del intestino o la actividad metabólica de este último. Pero la importancia del nervio vago va mucho más allá; ajusta a la baja la frecuencia cardiaca, ayudando al corazón a permanecer en una situación de reposo, equilibra la frecuencia respiratoria, así como la profundidad de la respiración, ayuda a coordinar los movimientos de la deglución y del habla, o actúa como mediador del reflejo del vómito. Como ves, una batería de funciones ciertamente útiles. Vamos con más.

¿SABÍAS QUÉ? El nervio vago es un gran ejemplo de cómo funciona el sistema autónomo parasimpático. Este forma parte del sistema nervioso autónomo y es, como su nombre indica, automático, aunque no deja de estar influido por nuestra parte consciente y moldeable. En el caso del nervio vago, se coordina a la perfección (más allá del eje intestino-cerebro) con el eje del estrés. Desde el punto de vista evolutivo, nuestro organismo necesitaba una comunicación rápida y eficiente para estar en disposición de huir ante situaciones de riesgo, y es el sistema simpático el que aumenta la frecuencia cardiaca, constriñe los intestinos, cierra los esfínteres y provoca respiraciones más superficiales y rápidas. Todo ello para suministrar el máximo oxígeno a nuestro cerebro y las estructuras musculares. Por el contrario, cuando entramos en *stand by* o situación de reposo, el nervio vago coordina el enlentecimiento de las funciones de huida y promueve una buena digestión, centrándose en la motilidad intestinal y perfusión sanguínea de nuestro tubo digestivo.

Cómo estimular el nervio vago a tu favor. Cosas que suman:

- Respiración diafragmática, lenta y pausada, sobre todo en situaciones que veas que están acelerando tu curso de pensamiento o tu actividad de forma innecesaria.
- Ejercicio físico moderado, como puede ser un paseo tranquilo junto al mar, una tarde de yoga con vistas a la naturaleza o estiramientos escuchando tu música favorita.
- Exposición al frío suave: mi favorito es poder refrescarse la cara con agua tibia (tirando a fría). Es un ritual nocturno que hago habitualmente.
- Comer con atención plena (*mindful eating*): reduce el estrés y mejora la señalización de saciedad.

Volviendo al eje intestino-cerebro sí que quiero romper una lanza a favor de la relación entre la salud digestiva y la función cerebral. El 90 por ciento de la serotonina (la hormona de la «alegría») se produce en el intestino, y, aunque no puede atravesar la barrera hematoencefálica, sí que lo hace su precursor (el triptófano), y la propia serotonina ejerce funciones positivas sobre el resto del organismo. Podríamos aventurar que una buena salud intestinal sería el más potente antidepresivo conocido. Entrando en su anatomía, sabemos que está formado por más de 100 millones de neuronas, casi tantas como las de la médula espinal, lo que lo convierte en el órgano con mayor cantidad de neuronas fuera del sistema nervioso central. Está organizado en dos plexos neuronales principales:

- Plexo mientérico (de Auerbach): se encuentra entre las capas musculares del intestino y es responsable de controlar los movimientos del tracto gastrointestinal.

- Plexo submucoso (de Meissner): está justo debajo de la mucosa intestinal y regula las secreciones digestivas y el flujo sanguíneo intestinal.

Las neuronas del eje intestino-cerebro interactúan constantemente con la microbiota intestinal; en realidad, las bacterias producen sustancias químicas que pueden modular la actividad de estas neuronas, influyendo en la digestión, y, potencialmente, han tenido un papel fundamental en cómo nuestra red neuronal ha evolucionado desde nuestros comienzos como especie.

¿SABÍAS QUÉ? En los organismos más simples, como los cnidarios (medusas y pólipos), el intestino es el centro neurálgico primario que regula las respuestas básicas al entorno. Centrándonos en la función defensiva (y, por ende, relacionada con la inflamación) de nuestro tubo digestivo, observamos que el 60-70 por ciento de nuestras células inmunes están ubicadas en el intestino, ya sea dentro de las placas de Peyer o circulando libremente por las células intestinales o las regiones más profundas de la mucosa. Estas placas de Peyer están formadas por cúmulos de linfocitos B y T, rodeados por células dendríticas, macrófagos y otras células inmunitarias; y son especialmente interesantes, ya que actúan como si fuesen centros de vigilancia dispuestos en el intestino delgado (mayoritariamente en el íleon).

¿SABÍAS QUE? La concentración de células del sistema inmune en el íleon no es arbitraria, sino que cumple varias funciones tanto a nivel funcional como evolutivo. El íleon opera como una frontera entre el ambiente, más o menos estéril, del intestino delgado y el intestino grueso, cargado de bacterias. Y es en esta frontera donde está el santuario de nuestra microbiota intestinal, el apéndice, que ofrece un entorno protegido donde las bacterias beneficiosas pueden refugiarse para recolonizar el intestino cuando haya que recuperar la función digestiva (si por alguna razón ya no tienes tu apéndice contigo, *don't panic*, el cuerpo tiene muchos otros mecanismos para defenderte). Este órgano participa activamente en la maduración de linfocitos y la producción de anticuerpos IgA, esenciales para la defensa de la mucosa intestinal.

Vamos a añadir un dato más: la mucosa intestinal es la mayor interfaz de contacto entre nuestro organismo y el mundo exterior, ya que posee una superficie aproximada de 300-400 m^2, actuando como «la gran muralla» inmune ante invasiones que hayan entrado por la vía digestiva. Del mismo modo, el sistema inmunológico intestinal estará en constante interacción con la microbiota, gracias a lo cual podrá reconocer a patógenos peligrosos o tolerar microorganismos de los alimentos que sean beneficiosos.

INMUNIDAD IGA. PLACA DE PEYER

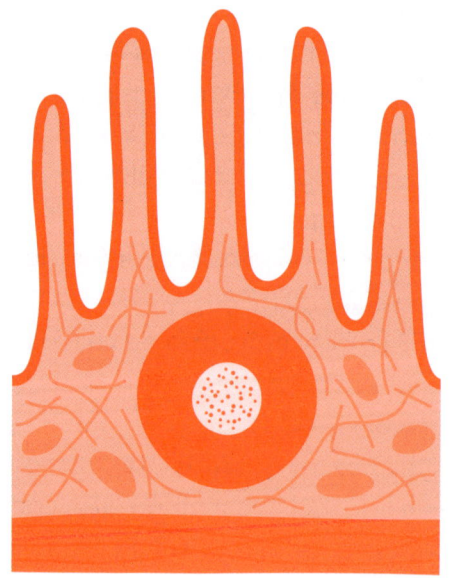

Glosario

- Eje intestino-cerebro: red de comunicación bidireccional que conecta el sistema nervioso central con el sistema digestivo, permitiendo la interacción entre funciones metabólicas, inmunológicas y neurológicas.
- Par craneal: nervio que emerge directamente del cerebro o del tronco encefálico y no de la médula espinal. Hay un total de 12 pares craneales, y se encargan de regular funciones básicas de la cabeza y órganos internos.
- Nervio vago: décimo par craneal que conecta el cerebro con múltiples órganos, incluido el intestino, el corazón o el sistema respiratorio.
- Encéfalo: parte del sistema nervioso central contenida en el cráneo, que incluye el cerebro, el cerebelo y el tronco encefálico.
- Barrera hematoencefálica: estructura que regula el paso de sustancias entre la sangre y el sistema nervioso central, y que protege al cerebro de sustancias dañinas.
- Triptófano: aminoácido esencial que sirve como precursor de la serotonina, un neurotransmisor clave en la regulación del estado de ánimo, el sueño y la digestión.
- Médula espinal: estructura del sistema nervioso central que recorre el interior de la columna vertebral, transmitiendo señales entre el encéfalo y el resto del cuerpo.
- Sistema nervioso central (SNC): compuesto por el encéfalo y la médula espinal.
- Íleon: parte final del intestino delgado, rica en tejido linfoide como las placas de Peyer.

PARA RECORDAR
- El nervio vago conecta el cerebro y el intestino de forma bidireccional, con el 80 por ciento de la información viajando del intestino al cerebro.
- El intestino contiene más de 100 millones de neuronas, casi tantas como la médula espinal, organizadas en dos plexos principales que controlan la digestión y la motilidad intestinal.
- El 90 por ciento de la serotonina del cuerpo se produce en el intestino, aunque no atraviesa la barrera hematoencefálica; su precursor, el triptófano, sí lo hace.
- El 60-70 por ciento de las células inmunes del cuerpo están en el intestino, actuando como defensa frente a patógenos y ayudando a tolerar microorganismos beneficiosos en sinergia con la microbiota intestinal.
- Las placas de Peyer, situadas de manera predominante en el íleon, son centros de vigilancia inmunológica formados por linfocitos, histiocitos y macrófagos.

QUÉ PUEDES HACER TÚ
- Cuida tu microbiota intestinal consumiendo una dieta rica en fibra, prebióticos y probióticos. Lava los vegetales para, entre otras cosas, evitar una toxiinfección alimentaria por *Escherichia coli* o *Shigella spp*.
- Disminuye en la medida de lo posible tu nivel de estrés para evitar la hiperactivación del sistema nervioso simpático, lo que afectaría de forma muy negativa a tu digestión y absorción de nutrientes.

- Promociona la producción de serotonina consumiendo alimentos ricos en triptófano, como plátanos, frutos secos o huevos.
- Favorece la activación del sistema parasimpático con ejercicios de meditación o yoga.
- Huye de discursos simplistas que te prometan «curar tu nervio vago» o «conocer tu nervio vago». El conocimiento del cuerpo es completísimo y va mucho más allá de un poco de información superficial.

LA ANÉCDOTA → Recuerdo con nostalgia cuando, siendo aún residente, me tuve que enfrentar por primera vez a la elaboración de un menú «consistente». Si no conoces a ningún médico, te puedo adelantar que en los primeros años de residencia los horarios son muy variables (en función del número de guardias y... posguardias) y las jornadas en el hospital muy intensas, y a esto hay que sumar la cantidad poco recomendable de tazas de café que se llegan a tomar. Todo ello se ve potenciado por la falta de tiempo, imaginación culinaria o formación previa. Con todos estos condimentos mencionados, fui incapaz de crear un menú saludable y empecé a abusar de la comida precocinada y *take away*, con poco rendimiento energético, lo que derivó en un preocupante sobrepeso que nunca había tenido. Menos mal que acudió en mi ayuda (como en tantos otros casos) mi madre, que llenó de táperes mi vida. Así pues, pasé de comer croquetas, gyozas o pizza a alternar paella, cocido, carrillada o marmitako de atún. El sabor del menú mejoró sustancialmente, así como su valor nutritivo, pero no lo hicieron ni el sobrepeso ni mis problemas de estado de ánimo. Sabía que estaba invirtiendo tiempo en formarme como médico, «echando más horas que un reloj» en el hospital, sacrificando incluso la esfera social. Fui entrando lentamente en una situación de dependencia de la cafeína, falta de sueño y aislamiento que estuvo amenazando seriamente mi salud mental. Ya puedes imaginar a un joven emancipado, enamorado de su profesión, poco dispuesto a reconocer que estaba en la fase más delicada de su formación como médico. Y aquí viene el giro de guion... Fue la que por entonces era mi «casera» quien tomó cartas en el asunto. Se plantó un día en mi (su) portal y me dijo que no me veía bien, que estaba muy apagado y poco comunicativo, y que ella tenía una solución para eso. Piensa en una señora mayor, madre, abuela, casera, acostumbrada a cuidar y supervisar, fichándome en corto (yo con mis cortos pero vividos veinticuatro años). Me llevó al huerto de su masía y me enseñó todas las frutas y hortalizas que se podían recoger. Volví a casa con tomates, calabacines y acelgas, y ese mismo día cené una crema de calabacín y una ensalada de tomate que todavía recuerdo. Se convirtió en una rutina acudir un par de veces por semana a su huerto para ayudarle a limpiar las malas hierbas y recoger un capazo lleno de «producto de proximidad» con un sabor difícil de olvidar. Con el tiempo, y sin tener que esforzarme por ello, fui incorporando a mi dieta toda esa pléyade de manjares, a los que sumaba los huevos de las gallinas de sus vecinos, o incluso la carne que traía uno de sus familiares de una granja unos kilómetros más arriba de Berga. Y gracias a mi casera y a los productos de proximidad pude revertir la situación. Así pues, te puedo asegurar que, en aquella ocasión, mi intestino salvó a mi cerebro.

PARA SABER MÁS:

- Margolis K. G., Cryan J. F., Mayer E. A., «The microbiota-gut-brain axis: from motility to mood», *Gastroenterology*, 2021, n.º 160(5), pp. 1486-1501, doi: 10.1053/j.gastro.2020.10.066, Epub 22 de enero de 2021, PMID: 33493503, PMCID: PMC8634751 → Se revisa el papel del eje intestino-cerebro en la modulación de la función del sistema nervioso entérico y central, y cómo esto puede afectar a trastornos como el síndrome del intestino irritable y los trastornos del estado de ánimo y afectivos.

- Carloni S., Rescigno M., «The gut-brain vascular axis in neuroinflammation», *Seminars in Immunology*, 2023, n.º 69, p. 101802, doi: 10.1016/j.smim.2023.101802, Epub 7 de julio de 2023, PMID: 37422929 → En este artículo se pone énfasis en la conexión entre disbiosis microbiana, intestino permeable, barreras vasculares cerebrales e intestinales, y enfermedades neurodegenerativas.

- Li C., Chen W., Lin F., Li W., Wang P. Liao G., Zhang L., «Functional two-way crosstalk between brain and lung: the brain-lung axis», *Cellular and Molecular Neurobiology*, 2023, n.º 43(3), pp. 991-1003, doi: 10.1007/s10571-022-01238-z, Epub 9 de junio de 2022, PMID: 35678887, PMCID: PMC9178545 → Novedoso enfoque que defiende la hipótesis de que existe una interacción entre el sistema nervioso central y los pulmones a través de vías neuroanatómicas, endocrinas, inmunológicas, de metabolitos, de microorganismos y de gases, es decir, el eje cerebro-pulmón.

Estrés oxidativo

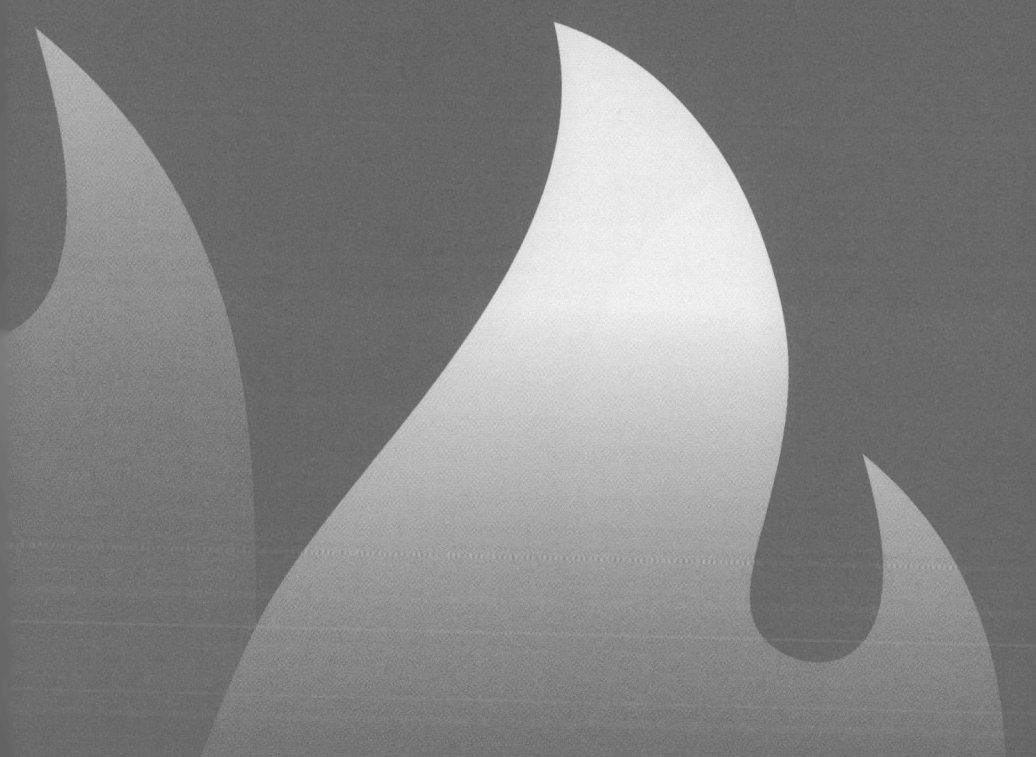

Dolor

Nacemos entre gritos de dolor, sintiendo de forma pasajera la intensidad de su presencia. Y es que esta experiencia sensitiva y emocional ha sido crucial en la evolución de los organismos como un mecanismo de defensa, aprendizaje y reparación. Su relación con el ser humano es inherente a la misma vida. Sin esta sensación dolorosa subjetiva, la supervivencia frente a amenazas externas o internas sería realmente complicada; de hecho, podemos afirmar que el dolor, en sus orígenes, tuvo un propósito evolutivo claro: mantenernos con vida. De hecho, no sentir ningún tipo de dolor físico puede convertirse en algo ciertamente peligroso, y, por extraño que parezca, existe una enfermedad genética que consiste precisamente en eso. Es conocida como «insensibilidad congénita al dolor», y se relaciona con un alto riesgo de lesiones, quemaduras, infecciones o incluso la muerte. Recuerdo con nostalgia un capítulo de la serie *House* llamado «Insensible» en el que se expone un caso clínico de una joven que padece la insensibilidad congénita al dolor. En ella, más allá de hablar del riesgo de lesiones que sufre la paciente, se contraponen magistralmente la realidad de la protagonista del episodio con el atormentado Gregory House, que siempre vive con un dolor casi insoportable.

Existen situaciones en las que el dolor estará presente más tiempo del necesario, ya sea por culpa de mecanismos externos o de la negligencia de uno mismo, convirtiéndose en un proceso desadaptativo. La principal causa de ello será la inflamación crónica, con su capacidad para agotar a los sistemas de limpieza (función del sistema inmune), su potencial génesis de sustancias químicas lesivas para el entorno, el daño directo sobre estructuras nerviosas y la formación de especies reactivas del oxígeno (estrés oxidativo) que ya hemos explicado. El exceso de agentes oxidantes ROS producidos en la inflamación lesionarán las células de su entorno, incluidas las estructuras nerviosas encargadas de transmitir el estímulo doloroso, como son los **nociceptores** y las **neuronas aferentes**. Esta activación de estructuras nerviosas relacionadas con la transmisión de la **señal nociceptiva**, desafortunadamente, también contribuirá a lesionarlas, volviéndolas hiperexcitables, incluso a estímulos dolorosos cada vez más leves. Con el paso del tiempo se producirán otros mecanismos que amplificarán este círculo vicioso:

- Daño mitocondrial: las mitocondrias son grandes almacenes de ROS, que usan para sus funciones en el metabolismo celular. Cuando las mitocondrias están dañadas, las ROS pueden escapar de su interior, lesionando su entorno y, entre otras cosas, dañando otras mitocondrias cercanas. Como consecuencia, las células perderán la capacidad de generar energía por sí mismas, debilitando al organismo y aumentando la fatiga muscular y nerviosa.
- Activación desadaptativa del sistema inmune: en una reacción inflamatoria, los macrófagos y los mastocitos son los encargados de liberar especies ROS, activando a otras células inmunológicas y acelerando el consumo de las sustancias antioxidantes. Asimismo, el daño celular inducido por las ROS libera mediadores de daño celular que activan aún más la respuesta inflamatoria.
- Cambios en la percepción del dolor: el estímulo doloroso crónico va a generar una remodelación de las estructuras

nerviosas y una perpetuación del dolor en sí. Del mismo modo, se lesionarán los sistemas de inhibición del dolor descendente (desde el cerebro hacia la periferia), impidiendo la correcta liberación de endorfinas, serotonina y noradrenalina.

¿SABÍAS QUÉ? La cronificación del dolor por estrés oxidativo es la principal causa de la aparición de síndromes de hipersensibilidad central, como puede ser la fibromialgia. En este trastorno, la estructura anatómica de la médula espinal que transmitirá el dolor hacia el cerebro (asta dorsal) se volverá hiperactiva, transfiriendo constantemente señales dolorosas. Digamos que se establece una «memoria de dolor» en el sistema nervioso central, similar al aprendizaje sináptico, que provoca que la experiencia dolorosa persista y se active incluso sin estímulo periférico.

Glosario

- Nociceptores: receptores sensoriales con función de registrar estímulos dolorosos.
- Neuronas aferentes: neuronas que transmiten información sensorial desde la periferia hacia el sistema nervioso central.
- Señal nociceptiva: estímulo doloroso que generará una señal que será transmitida hasta el cerebro.
- Endorfinas: proteínas que tienen función analgésica, gracias a lo cual reducen nuestra percepción del dolor y generan placer.
- Serotonina: neurotransmisor con funciones activadoras sobre el ánimo y el apetito, también llamada comúnmente «la hormona de la felicidad».

- Noradrenalina: neurotransmisor y hormona que regula el sistema simpático, con especial función en la frecuencia cardiaca y el nivel de alerta y estrés.
- Asta dorsal: región de la médula espinal donde se procesan las señales sensoriales, incluida la información acerca del dolor.
- Aprendizaje sináptico: proceso mediante el cual las neuronas establecen un diálogo constante en el que facilitan la transmisión de información.

Fertilidad

Hoy en día, se estima que un 15-20 por ciento de la población tendrá algún tipo de problema de fertilidad. En muchas ocasiones, se atribuye esto al retraso en la edad para concebir, lo cual tiene un impacto directo negativo sobre las posibilidades de embarazo, pero es cierto que se omiten otros factores.

¿Qué pensarías si te dijera que se considera normal un **seminograma** donde aparecen únicamente un 4 por ciento de espermatozoides sin alteraciones? ¿Y qué te viene a la cabeza si te cuento que, a partir de los treinta y seis años en la mujer, se estima como óptimo que aparezcan menos de un 45 por ciento de óvulos de buena calidad cada año? Estamos experimentando un problema de fertilidad global que se ha ido acelerando durante los últimos años y que no recibe la atención merecida. Poniéndonos en antecedentes, sabemos que la especie humana es una de las que más dificultades ha tenido siempre para reproducirse.

Volviendo al tema del estrés oxidativo, ya hemos mencionado que nuestro cuerpo es capaz de librar una guerra química para defenderse, y esto lo hace a través de la producción de especies reactivas de oxígeno (ROS) por parte de las células del sistema inmune. A partir de esta premisa, es sencillo explicar cómo las ROS (tanto a nivel local como las llegadas desde el torrente sanguíneo), al ser altamente reactivas, someten a las células germinales a un fuego cruzado que terminará dañándolas. En concreto, podrá hacerlo de cuatro formas diferentes:

- Daño directo sobre el ADN: fragmentando el material genético de los espermatozoides, reduciendo la calidad ovocitaria y la capacidad de los embriones resultantes de desarrollarse en el útero.
- Daño en las membranas de las células mediante peroxidación lipídica: reduciendo la movilidad de los espermatozoides y la capacidad de que se fundan las membranas del esperma y del ovocito dando lugar al **zigoto**.
- Daño directo en las proteínas: alterando las estructuras que forman el «esqueleto» del espermatozoide, lo que afecta a su conformación.
- Daño directo sobre las mitocondrias, fábricas de energía de las células germinales: quedarán sin el sustento principal para funcionar.

Si vamos un paso más allá para tratar de entender lo susceptibles que son las **células germinales** a cambios en su entorno, hemos de pensar que tanto los espermatozoides como los óvulos constituyen un material muy sensible que necesita de unas condiciones ideales para poder desarrollarse de forma óptima. ¿Sabías que simplemente llevar un pantalón ajustado puede alterar la concentración de espermatozoides, o que el calor que genera el teléfono móvil puede dañar el ADN del esperma? Y si todo esto te resulta llamativo, hay más. Al parecer, todo aquello que haya acontecido en el pasado de un hombre puede dejar una huella en su esperma, debido a cambios epigenéticos. Es decir, el estrés infantil o acontecimientos traumáticos podrían modificar la información biológica que transportan los espermatozoides, afectando no solo a la fertilidad, sino también a la salud futura de los hijos. Estos ejemplos muestran una de las múltiples causas que, a través de mecanismos inflamatorios y del estrés oxidativo, van a deteriorar nuestras células germinales. Como hemos comentado, otros factores que afectan a la calidad de los **gametos** pueden ser los contaminantes atmosféricos, los pesticidas, la exposición a radiación o simplemente el déficit de antioxidantes como los presentes en la vitamina C, la vitamina E, el zinc o el selenio. No obstante, las principales causas están ligadas a hábitos de vida poco saludables:

- Tabaquismo: un cigarrillo contiene más de cuatro mil sustancias, y la gran mayoría son agentes oxidantes, con capacidad para producir ROS, o compuestos tóxicos. Así pues, se generarán radicales libres en el humo del tabaco que no podrán ser metabolizados, causando un círculo vicioso de producción de ROS, y por tanto de inflamación, con cada calada. Además, los productos tóxicos del humo del tabaco son capaces de dañar las mitocondrias (nuestras pequeñas fábricas de energía), ocasionando un aumento de ROS debido a la alteración metabólica que se producirá. Pero no solo el fumador activo se ve afectado. La exposición pasiva al humo del tabaco —especialmente en espacios cerrados o en etapas vulnerables como el embarazo o la infancia— impacta prácticamente de la misma manera sobre la fertilidad o el riesgo de padecer cáncer, entre otras cosas.
- Alcoholismo: el alcohol se metaboliza principalmente en el hígado, concretamente mediante el proceso por el cual el etanol se convierte en **acetaldehído** gracias a la acción de la enzima alcohol deshidrogenasa. El acetaldehído es un metabolito altamente tóxico capaz de generar ROS; así pues, si la cantidad de alcohol ingerido supera a la capacidad del hígado para metabolizarlo, se acumulará acetaldehído, cosa que dañará las mitocondrias de las

células, afectará a las membranas celulares y provocará que el ADN celular se fragmente. Otra de las consecuencias de la ingesta de alcohol es que altera el eje hipotálamo-hipofisario-gonadal, disminuyendo la producción de **testosterona** en los hombres y la cantidad de **estrógenos** y **progesterona** en las mujeres.

- Obesidad: el tejido graso produce proteínas inductoras de inflamación, también conocidas como «**adipocinas**», que son capaces de inducir la formación de ROS. Además, en las personas obesas se produce una resistencia a la acción de la insulina, con lo que aumenta la concentración de glucosa en sangre. Este exceso de azúcar sigue diferentes vías en el metabolismo, muchas de las cuales terminan en un punto muerto conocido como «vía de los productos finales de **glicación avanzada**», en la que los metabolitos resultantes generarán aún más ROS. Por último, otro factor poco conocido es la capacidad de la obesidad de generar hipoxia; en efecto, a medida que el tejido graso aumenta de volumen, algunas zonas no recibirán oxígeno, generándose hipoxia y ROS secundarias.

¿SABÍAS QUÉ? Existe la posibilidad de conocer de manera aproximada la cantidad de óvulos que siguen siendo viables en los ovarios mediante un análisis llamado «reserva ovárica». Esta reserva se puede estimar con pruebas hormonales, como la medición de la **hormona antimülleriana** (AMH) o con el recuento de **folículos antrales** en una ecografía. Aunque, por supuesto, no hay relación exacta entre una menor cantidad y una peor fertilidad futura, sí que se puede interpretar un descenso significativo antes de la edad esperada como un problema de salud que hay que investigar. No obstante, de forma muy simplificada, la AMH nos ayudará a estimar la respuesta ovárica a los tratamientos de reproducción asistida. Es importante saber que esta reserva ovárica es un recurso finito y que irá disminuyendo desde los 1-2 millones en el momento del nacimiento hasta los 300.000 al inicio de la pubertad. No obstante, vuelvo a recordar (dado que es un tema que quiero tratar con el máximo mimo) que siempre la cantidad de óvulos irá ligada de manera proporcional a su calidad. Existen muchos otros condicionantes de la fertilidad que es importante estudiar cuando hay una dificultad en la búsqueda de embarazo antes de atribuirlo todo a la reserva ovárica. Cierro el tema, ya me conoces, podría estar un libro entero hablando de esto.

Después de haber repasado cómo afecta la inflamación y el estilo de vida a la calidad de los gametos, no quiero perder la oportunidad de mencionar otras formas en las cuales el exceso de inflamación o fenómenos de autoinmunidad afectan a las posibilidades de éxito en la búsqueda de embarazo.

En primer lugar, es muy relevante conocer si tanto la mujer como el varón tienen algún tipo de padecimiento crónico que pueda llevar a su organismo a un estrés fisiológico, dado que el mismo cuerpo va a entender tal cosa como un riesgo elevado para mantener un embarazo. Esto se puede dar, por ejemplo, en casos de hipotiroidismo o hipertiroidismo sin tratamiento, en diabetes mellitus mal controlada o en enfermedades autoinmunes en pleno brote inflamatorio. En segundo lugar, existen patologías como la endometriosis, la **endometritis** o la **adenomiosis**, que pasan desapercibidas para el gran público, o cuya existencia, incluso, a veces se llega a cuestionar. ¿Qué pensarías si te dijera que un bebé ha de crecer en un útero inflamado o con un agente infeccioso en su interior? ¿Te parece fácil que se lleve a cabo una gestación en un endometrio con adherencias o cicatrices? Seguramente no. De modo que no alimentemos este discurso y, por el contrario, intentemos dedicar los máximos esfuerzos a mejorar el pronóstico de embarazo de estas mujeres (porque con un enfoque personalizado y algunos tratamientos se revierte la situación), así como los recursos destinados a la investigación y la divulgación sobre este tipo de problemas. Por último, no quiero olvidarme de la inmunología reproductiva, ciencia que estudia cómo los trastornos inmunológicos afectan a la reproducción. Gracias a ella, podemos conocer que anticuerpos como los **antifosfolipídicos** se relacionan con abortos de repetición, o que otros anticuerpos como el «**anti-Ro**» pueden atravesar la placenta y afectar al bebé, llegando en casos extremos a causarle un bloqueo del latido cardiaco. Gracias a estas investigaciones, se pueden usar tratamientos preventivos y activos en estas mujeres gestantes y minimizar los riesgos de complicaciones ante estos autoanticuerpos.

Como has podido comprobar, nos encontramos en un paradigma de salud en el que priorizar la atención a los problemas de fertilidad, así como su estudio y su comprensión, nos dará herramientas para revertir una situación que nos lleva a una sociedad en la que la capacidad reproductiva de ambos sexos se ve cada vez más comprometida. Al enfocarnos en la prevención, el cuidado del bienestar físico y mental, y la promoción de hábitos saludables, podremos mejorar la calidad de los gametos y aumentar las probabilidades de concepción.

Glosario

- Seminograma: prueba realizada en una muestra de semen que analiza la cantidad, calidad y motilidad de los espermatozoides.
- Zigoto: célula resultante de la fecundación del óvulo por parte del espermatozoide.
- Células germinales: células reproductivas (óvulos y espermatozoides).

- Gametos: células sexuales masculinas y femeninas (espermatozoides y óvulos).
- Acetaldehído: compuesto intermedio del metabolismo del alcohol, altamente reactivo y tóxico.
- Testosterona: hormona sexual masculina responsable del desarrollo sexual y de la producción de espermatozoides.
- Estrógenos: hormonas sexuales femeninas implicadas en el ciclo menstrual y el desarrollo sexual femenino.
- Progesterona: hormona producida por los ovarios, encargada del crecimiento del útero en la segunda fase del ciclo menstrual.
- Adipocinas: proteínas secretadas por el tejido graso.
- Glicación avanzada: reacción química en la que el exceso de azúcar en el cuerpo se une de manera irreversible a estructuras celulares, alterando su estructura y función, lo que contribuye al envejecimiento celular y a diversas enfermedades.
- Hormona antimülleriana: hormona que indica la reserva ovárica de una mujer.
- Folículos antrales: estructuras dentro de los ovarios que contienen óvulos en desarrollo.
- Endometritis: inflamación del endometrio (pared interna del útero) causada habitualmente por alguna bacteria que ha colonizado o infectado la cavidad.
- Adenomiosis: trastorno en el que el tejido endometrial avanza hacia capas profundas del útero, alterando su arquitectura y función. Se relaciona con menstruaciones muy dolorosas y problemas de fertilidad.
- Anticuerpos antifosfolipídicos: autoanticuerpos dirigidos contra unas moléculas de todas las células (fosfolípidos de membrana), especialmente las que tapizan los vasos sanguíneos. Su acción inflama estos vasos, cosa que predispone a que aparezcan abortos, problemas en la placenta o fenómenos de trombosis en situaciones de riesgo como puede ser la inflamación crónica.

– Anti-Ro: autoanticuerpo dirigido contra componentes del núcleo de las células que puede desarrollarse con complicaciones durante el embarazo (bloqueo cardiaco fetal, lupus neonatal) o con desarrollo de enfermedades autoinmunes como el lupus o el síndrome de Sjögren.

Deterioro cognitivo

Cada vez son más frecuentes las situaciones en las que atribuimos al «estrés» o al llevar «demasiadas cosas en la cabeza» el hecho de que se produzcan olvidos, problemas de atención o que seamos incapaces de aplicar algún conocimiento adquirido. Y no vamos errados, el estrés afecta a nuestro rendimiento cognitivo, pero no únicamente porque distrae nuestro foco de atención. ¿Qué pensarías si te dijera que la inflamación está afectando directamente a tu cognición? Por poner un ejemplo, se ha relacionado la presencia de inflamación en las encías con el riesgo de desarrollar una demencia tipo alzhéimer. Sí, has leído bien, una investigación de la Universidad de Nueva York encontró que las personas con periodontitis crónica presentan niveles más altos de proteína beta-amiloide en el cerebro, una de las sustancias clave en el desarrollo de esta demencia.

Como dijimos anteriormente, el exceso de ROS terminará eliminando de nuestro organismo las sustancias antioxidantes, dejando sin protección al órgano más sensible al estrés oxidativo, el cerebro. Además, una particularidad de las ROS es que hacen que la cubierta que protege al cerebro de los tóxicos y microorganismos que pueden circular por la sangre se vuelva más permeable. Así pues, ese exceso de especies reactivas de oxígeno acceden al sistema nervioso, generando un ambiente hostil que promueve el daño de lípidos, proteínas y ADN neuronal. La consecuencia es que, al cruzar estas sustancias la barrera hematoencefálica (BHE), un órgano acostumbrado a estar en paz y tranquilidad como es el encéfalo va a terminar inflamándose. Imagina que nuestro cerebro es una gran orquesta coordinada y afinada, protegida por una enorme cúpula de cristal, la BHE. En un momento dado, esta orquesta será bombardeada desde el exterior con una lluvia de rocas o material incandescente. Así es como se sienten nuestras neuronas: atacadas y estresadas, y en muchas ocasiones, además, lesionadas de modo irreversible.

¿SABÍAS QUE? La barrera hematoencefálica (BHE) está formada por células endoteliales unidas muy estrechamente, reforzadas por astrocitos y pericitos. Los astrocitos son células de la glía (en el cerebro coexisten las neuronas y las células gliales) con funciones de soporte y mantenimiento de la BHE. Aparte de ejercer estas funciones, ayudan a captar **neurotransmisores** que se iban a perder entre las **sinapsis**, regulan la homeostasis de la BHE, almacenan y liberan glucosa, y son capaces de hacer una cicatriz glial en los lugares que hayan sufrido alguna lesión para evitar que la BHE se vea comprometida. Los pericitos, por su lado, son una célula híbrida entre la célula muscular y la formadora de vasos sanguíneos, y se encargan de contraer y expandir las uniones estrechas de la BHE para regular a la perfección el paso a través de ella. Casi siempre será una fina tela impermeable, muy resistente a la agresión de agentes externos, pero con una particularidad: es muy sensible a la inflamación. Esto se debe a que, cuando un germen consigue atravesarla, es necesaria una llegada masiva de células inmunitarias, ya que el cerebro es un santuario donde tampoco proliferan células del sistema inmune, y el organismo trata de preservarlo de todas las maneras posibles.

Pero no siempre lo logra. Al volverse más permeable, también permitirá que sustancias nocivas puedan desencadenar daño neuronal y contribuir al estrés oxidativo y al depósito de proteínas tóxicas en el cerebro. Así pues, la cúpula de cristal que protege a la orquesta (la BHE) puede empezar a resquebrajarse. Inicialmente solo serán pequeñas fisuras, por las que pasarán sustancias inflamatorias, imperceptibles para los músicos que siguen tocando. Sin embargo, cada explosión de material inflamatorio hará que las grietas se extiendan y sean más profundas. Finalmente, si se llega a romper la cúpula, el aire limpio que mantenía el ambiente sereno será reemplazado por humo denso y cenizas. Los músicos (nuestras neuronas) se intoxicarán y perderán la coordinación: violines desafinados, percusionistas que entran a destiempo y, sobre todo, el director de orquesta perderá el ritmo y la melodía.

Así es como el cerebro sufre cuando las ROS cruzan la barrera hematoencefálica. Las sinapsis (esos delicados hilos que conectan las neuronas) empiezan a quemarse bajo el calor oxidativo y las neuronas pierden su capacidad de transmitir impulsos eléctricos de manera eficiente. Las manifestaciones en el día a día aparecerán de modo bastante sutil. En primer lugar, notaremos cómo se resiente la memoria de corto plazo. Con el tiempo, todos los residuos inflamatorios se acumularán, provocando que se formen montones de proteínas mal plegadas, como el **beta-amiloide** o la tau, que se depositarán sobre los músicos y sus atriles, y les dificultarán aún más la lectura de la partitura. El material de desecho acumulado hace que se consolide un ambiente tóxico que seguirá asfixiando a las neuronas. Cuando la inflamación alcanza un punto crítico, veremos morir a estas, que dejarán de tocar sus instrumentos para siempre. Nos será prácticamente imposible concentrarnos, planificar, tomar decisiones o reconocer a nuestros seres más queridos. Sobre un escenario yermo, seguirán depositándose más y más proteínas mal plegadas, y este proceso contribuirá al depósito anómalo de proteínas como el beta-amiloide y la **tau hiperfosforilada**, que son características del alzhéimer, o de **α-sinucleína** en el caso del párkinson. Las neuronas no se dividen de forma activa una vez formadas (como lo pueden hacer casi todas las células de nuestro organismo), o lo hacen de manera extremadamente limitada en áreas muy concretas, como el **hipocampo** o el **bulbo olfatorio**. Dicho esto, no todo está perdido. Aunque durante décadas se pensó que nacíamos con un número fijo de neuronas, hoy sabemos que existen nichos de neurogénesis que pueden estimularse con hábitos como el ejercicio físico, el sueño adecuado, la nutrición rica en polifenoles y el aprendizaje constante.

ENFERMEDAD DE ALZHEIMER. HIPOCAMPO

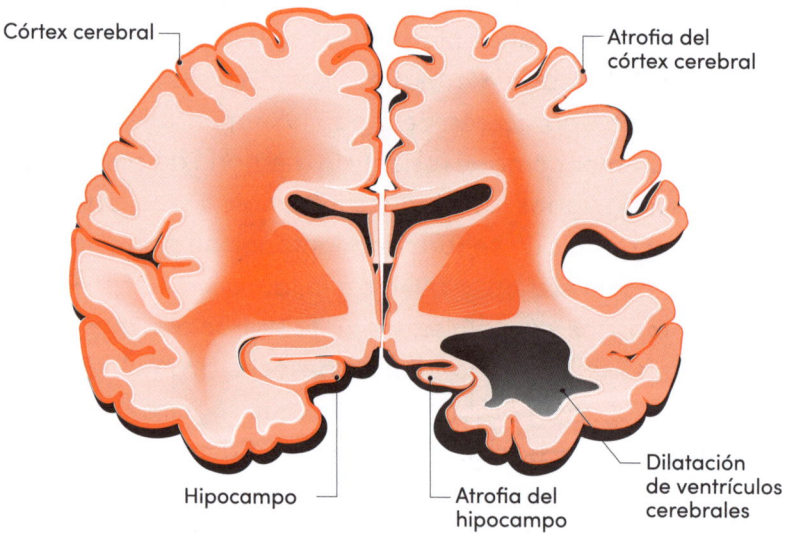

Córtex cerebral
Atrofia del córtex cerebral
Hipocampo
Atrofia del hipocampo
Dilatación de ventrículos cerebrales

Glosario

- Neurotransmisores: sustancias químicas que permiten la comunicación entre las neuronas a través de la sinapsis.
- Sinapsis: espacio de conexión entre dos neuronas donde transmiten sus señales.
- Beta-amiloide: proteína que se pliega en forma de placas, asociadas con la enfermedad de Alzheimer.
- Tau hiperfosforilada: forma alterada de la proteína tau que se acumula en el cerebro y que con el tiempo provoca el desarrollo de enfermedades neurodegenerativas.
- α-sinucleína: proteína que, al agregarse de manera anómala, forma cuerpos de Lewy asociados a enfermedades del movimiento, como puede ser el párkinson.
- Hipocampo: región cerebral clave para la memoria y el aprendizaje.
- Bulbo olfatorio: estructura cerebral responsable del procesamiento de los estímulos olfativos.

PARA RECORDAR

- Dolor desadaptativo: el dolor es una herramienta esencial para la supervivencia; sin embargo, cuando se cronifica debido al estrés oxidativo, puede volverse desadaptativo, lesionando estructuras nerviosas y alterando la percepción del dolor.
- Estrés oxidativo y fertilidad: las ROS dañan directamente el ADN, las membranas y otras estructuras esenciales de las células germinales, en ocasiones de modo irreversible.
- Los óvulos y los espermatozoides son muy sensibles: se trata de células que se deterioran con facilidad cuando se las expone a tóxicos, calor o inflamación. Debido a ello, la fertilidad y las posibilidades

de llevar un embarazo con normalidad se verán afectadas negativamente.
- Deterioro cognitivo inducido por ROS: el daño que se produce sobre la barrera hematoencefálica provocará el paso de sustancias inflamatorias de forma masiva, generando un depósito de proteínas tóxicas, como la beta-amiloide y la tau hiperfosforilada, que contribuyen al desarrollo de enfermedades neurodegenerativas como el alzhéimer.
- Muerte neuronal: la neurona es la célula del organismo más sensible a las agresiones externas. El proceso de destrucción de sus conexiones (sinapsis) puede hacer que active la microglía (principal célula inmunitaria del sistema nervioso central), provocando un círculo vicioso que puede terminar en enfermedades neurodegenerativas.

QUÉ PUEDES HACER TÚ
- Mantén una dieta rica en antioxidantes (frutas, verduras, vitamina C y E) para neutralizar las ROS.
- Evita el tabaquismo, el alcoholismo y la obesidad, puesto que están directamente relacionados con la formación de ROS.
- Tanto si eres hombre como mujer, protege tu fertilidad y preocúpate de comprobar en qué estado se encuentran en el momento en el que quieras iniciar una búsqueda reproductiva (o incluso antes).
- Practica actividades cognitivas como leer, aprender cosas nuevas y mantenerte socialmente activo para fortalecer tus conexiones neuronales y prevenir el deterioro cognitivo.

- El ejercicio regular, el movimiento, la planificación consciente (no la excesiva o esclava) promueve la salud cerebral y protege las neuronas del daño oxidativo.

LA ANÉCDOTA → Una de mis películas favoritas es *Despertares*. En ella se ejemplifica cómo un médico, el doctor Malcolm Sayer, interpretado por Robin Williams, ayuda a pacientes en un estado catatónico causado por una rara enfermedad neurológica. Su personaje está basado en un neurólogo real, el doctor Oliver Sacks, cuya experiencia con pacientes tratados con L-Dopa inspiró tanto la película como el libro en el que se basa. Pues bien, Oliver Sacks es probablemente el mejor divulgador de las maravillas del cerebro. Pero eso yo no lo sabía, hasta que otro gran neurólogo, el doctor Josep Maria Soler Insa, ató cabos y me lo explicó todo. En un momento de mi residencia como médico volví a ver una película de mi infancia con los ojos de quien, gracias a las recomendaciones de Soler Insa, había leído todo lo que escribió Oliver Sacks. Todos estos personajes —Williams, Sacks, Soler— me han marcado profundamente por cómo han enfocado su vida con inteligencia, humor y capacidad de fascinación. Me gustaría destacar de *Despertares* no solo la humanidad y sensibilidad con que aborda la relación entre médico y paciente, sino también el modo en que refleja lo sorprendente e impredecible que es el cerebro humano. Ver el mundo intuyendo un pequeño fragmento de la maravillosa ilusión que es hace que se convierta siempre en algo más amable y fascinante de lo que era segundos atrás.

PARA SABER MÁS:

En este capítulo voy a hacer una excepción y te voy a recomendar el top cinco de libros de neurociencias que en su día me recomendó el doctor Soler Insa.

- *Kluge*, de Gary Marcus → Explora cómo la evolución ha moldeado un cerebro eficiente, pero imperfecto y lleno de *kluges*, para explicar su entorno y solucionar problemas de análisis.
- *El hombre que confundió a su mujer con un sombrero*, de Oliver Sacks → Los casos clínicos más sorprendentes que vivió en su práctica clínica el doctor Sacks, narrados de una forma única.
- *La evolución del cerebro humano. Un viaje entre fósiles y primates,* de Emiliano Bruner → Un recorrido por la evolución del cerebro desde los primeros homínidos hasta el *Homo sapiens*.
- *Una red viva. La historia interna de nuestro cerebro*, de David Eagleman → Analiza la neuroplasticidad y cómo el cerebro se reorganiza constantemente en respuesta a nuevas experiencias y aprendizajes.
- *¿De qué nos sirve ser tan listos?*, de Manuel Martín-Loeches → Reflexiona sobre cómo nuestro cerebro combina razón e irracionalidad y, debido a ello, se cometen continuamente errores de forma irremediable.

Riesgo cardiovascular

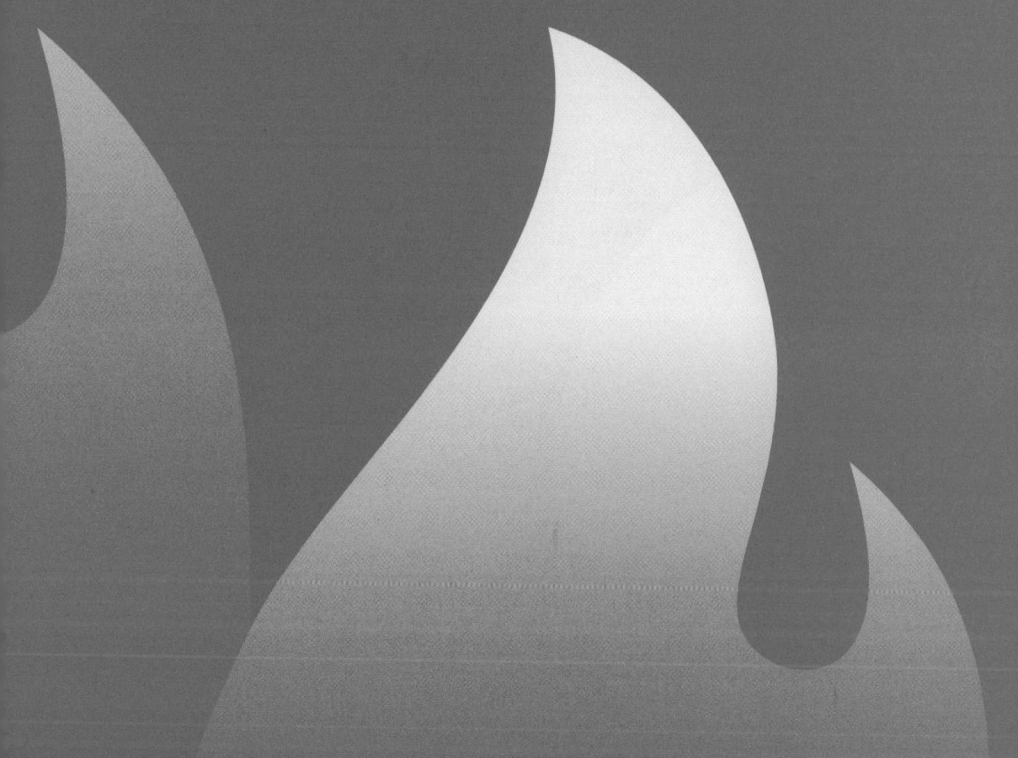

Factores de riesgo

Sería una incongruencia querer hablarte del impacto que tiene la inflamación sobre nuestro riesgo cardiovascular sin repasar a qué nos referimos con «riesgo» o cuál es su relevancia para nuestra salud. Seguro que te suenan de alguna publicidad televisiva o radiofónica, en la que se incide sobre la importancia de «cuidar el riesgo vascular». Por fortuna, ha calado en el imaginario colectivo el peligro de no controlar el peso o lo dañino que puede llegar a ser, como hablábamos páginas atrás, el tabaquismo. Me resulta curioso lo fácilmente que la población ha aceptado que el colesterol es algo parecido a un ente diabólico del que huir (lo cual llevó a campañas de control del colesterol **draconianas**, con resultados complejos de interpretar en estudios a gran escala) y lo no tan famoso o popularizado que resulta la importancia de mantener un buen control de la tensión arterial o un correcto cribado de la diabetes.

¿SABÍAS QUÉ? El colesterol tiende a ser el gran señalado como culpable de las enfermedades cardiovasculares. El trastorno de los lípidos se conoce como «dislipemia», y, sin lugar a dudas, es un factor de riesgo vascular mayor. No obstante, su control va mucho más allá de reducir los niveles de colesterol LDL (colesterol «malo»). El impacto que va a tener en nuestra salud dependerá de otros factores como la inflamación, la resistencia a la insulina o el estado de la pared de las arterias. Me gustaría insistir en este concepto, y es que la obsesión por querer disminuir al máximo el colesterol ha llevado a cuestionarse si ese control tan agresivo no puede terminar siendo perjudicial para las células del organismo. En contra de lo que muchos piensan, por puro reduccionismo, el colesterol es fundamental para nuestras células. Es el sustrato mediante el cual estas dan forma a sus membranas celulares, además de ser un precursor de hormonas como el cortisol, la testosterona o los estrógenos. También lo necesitamos para formar correctamente la forma activa de la vitamina D o las sales biliares.

Volviendo a nuestro tema, hemos mencionado los factores de riesgo cardiovascular (FRCV), sin entrar en el porqué de su nombre y su clasificación. Los podríamos definir como aquellas patologías, condiciones o situaciones que incrementan el riesgo de que aparezca un evento cardiovascular peligroso. De manera ortodoxa se puede decir que existen factores de riesgo clásicos y no clásicos, y su clasificación va a depender de las sociedades científicas de cada país. En España la Sociedad Española de Cardiología divide a los FRCV en modificables y no modificables.

Los factores modificables clásicos son los siguientes:

- DISPLEMIA: se trata del rey de los FRCV, y no creo que haya nadie que desconozca que existe un colesterol «malo» y un colesterol «bueno». El conocido como «malo» (colesterol LDL) tiene esta atribución porque hace referencia a una proteína unida al colesterol que lo transportará desde el hígado (el principal lugar donde se sintetiza y se almacena) hacia los tejidos periféricos. Esto aumentará el riesgo de que se acumule en las arterias, lesionándolas, e inicie un foco inflamatorio en esa localización. En este punto ya podemos ver una unión sólida entre ambos conceptos (dislipemia e inflamación), y es que los cristales de colesterol serán literalmente comidos por los macrófagos y transformados en células espumosas capaces de destruir la pared de los vasos sanguíneos. Siguiendo con los conceptos sobre el colesterol, el conocido como «bueno» (colesterol HDL) continuará el camino a la inversa, de modo que en este caso el colesterol que se desplaza por nuestro sistema circulatorio disminuirá y se integrará como un depósito en el hígado. Hago un pequeño inciso para decir que no deberíamos olvidar los triglicéridos como otro factor clave en la dislipemia, pues vienen a ser la principal grasa de nuestro organismo. Cuando comemos más calorías de las necesarias en forma de azúcares o grasas, nuestro organismo lo va a empaquetar en estas moléculas de triglicéridos, una de las formas más eficaces que existen de almacenar calor en un reducido espacio. Estos triglicéridos son los precursores de unas proteínas conocidas como «VLDL», las cuales se descompondrán en millones de pequeñas LDL, encargadas de transportar el colesterol hacia la periferia del organismo, donde se quedará estancado y lesionará los vasos sanguíneos.

¿SABÍAS QUÉ? Las células espumosas son las encargadas de formar la conocida como «placa de ateroma». Esta placa es, básicamente, la inflamación que produce sobre la pared de los vasos sanguíneos el depósito de colesterol.

Volvemos (por segunda vez) a la clasificación de los FRCV modificables (lo siento, me gusta demasiado el endotelio vascular y me voy por las ramas):
- HIPERTENSIÓN ARTERIAL: la tan famosa «tensión» viene a describir la rigidez de los vasos sanguíneos al paso de la sangre impulsada por el corazón. En sujetos sanos, las arterias son flexibles y elásticas, por lo que pueden soportar los cambios de flujo debidos a situaciones de mayor o

menor **gasto cardiaco**. El hecho de que enfermen y se vuelvan rígidas (por el propio paso del tiempo) hará que tengan menor capacidad para adaptarse a los cambios en el flujo sanguíneo, aumentando la presión en su interior. Pero esto no tiene ni punto de comparación con el daño que ejercen sobre ellas el ya comentado colesterol LDL o los trastornos inflamatorios crónicos (sí, de nuevo aquí la inflamación). También pueden verse afectadas por diferentes enfermedades del riñón (son los encargados de regular la presión arterial), tóxicos como el alcohol, la cocaína o el tabaco, así como factores genéticos u hormonales.

- DIABETES MELLITUS 2: el exceso crónico de glucosa circulante termina por hacer que las células se acostumbren a los niveles altos de esta, generando una resistencia a la acción de la insulina, que es la hormona encargada de introducir glucosa en las células para que la utilicen. Esta resistencia a la insulina la debe compensar el páncreas, que se ve obligado a producir más cantidad de dicha hormona, debilitándose considerablemente si esta situación se mantiene durante años. Te cuento cómo funciona: toda la glucosa circulante que no pase al interior de las células se comportará de manera ladina, uniéndose al colágeno de los vasos sanguíneos y endureciéndolos. Además, este exceso de azúcar intoxica a las células de las paredes de los vasos (células endoteliales), y las inhabilita a la hora de llevar a cabo la función de relajación, aumentando nuevamente la rigidez de las arterias. Por último, pero no menos importante, el exceso de azúcares termina siendo empaquetado en forma de grasa, siguiendo el curso de formación de triglicéridos, VLDL, LDL… y ya sabes cómo termina la historia.
- OBESIDAD Y SÍNDROME METABÓLICO: todo el almacén de grasa que es la obesidad no solo supone un sustrato

infinito de triglicéridos, sino que estas células adiposas son una estirpe proinflamatoria que producirá continuamente proteínas inflamatorias, como el factor de necrosis tumoral alfa que ya te resulta tan familiar. Esto se conoce como una «inflamación en segundo plano» o «*background* inflamatorio», y se comporta como una fuente silenciosa de problemas cardiovasculares, cognitivos, osteomusculares e inmunológicos en personas con obesidad.

- TABAQUISMO: habitualmente acostumbro a decir a mis pacientes: «¿Usted fuma? ¡Vaya antigüedad!», y es que, afortunadamente, hemos pasado de tener a médicos fumando en las consultas (la mera imagen no me entra en la cabeza) a ver cada vez menos gente fumando. ¿Y cómo afecta el tabaco a nuestro organismo? No creo que pueda concretar lo nocivo que es en unas pocas líneas, pero si eres fumador, que sepas que este esfuerzo lo hago por ti. Te lo enumeraré sin paños calientes: incremento de la presión arterial, lesión de las paredes arteriales, aumento de la viscosidad sanguínea, incremento del riesgo de infarto de miocardio y de **ictus**, enfermedad pulmonar obstructiva crónica, bronquitis infecciosa de repetición, cáncer de pulmón, cáncer de faringe, cáncer de laringe, cáncer de boca, lengua y todos los lugares por los que pase el humo del tabaco, pero también cáncer de vías urinarias, riñón, páncreas... Habría que añadir que puede causar **enfisema pulmonar**, disfunción eréctil, sequedad vaginal, disminución de la calidad de los espermatozoides y los óvulos, aumento de complicaciones durante el embarazo, enfermedades en el recién nacido, multiplicación del riesgo de fracturas, destrucción de la cubierta de los dientes y aparición de caries, pérdida de la elasticidad y del brillo de la piel... ¿Sigo? Si fumas, sé que puede ser difícil siquiera plantearte dejarlo, pero piensa que a los pocos minutos de dejar este hábito tu sistema cardiovascular ya empieza a notarlo. Tu corazón bombea la sangre con mayor sincronía, produciéndose menos latidos extras innecesarios, y tus arterias se relajan dejando circular la sangre con mayor facilidad. A los pocos días, tus vías respiratorias dejarán de estar inflamadas, volverán a tener un aspecto más saludable y producirán menos moco. También se reducirán tus infecciones respiratorias. A los pocos meses mejorará tu función reproductiva y tu potencia sexual. A los años de haber abandonado el hábito, empezará a reducirse el riesgo de cáncer. Así que merece la pena intentarlo o, al menos, reflexionar sobre ello.

Glosario

– Draconiano: define algún proceso o norma muy estrictos. Etimológicamente proviene de «Dracón», un legislador de la antigua Atenas conocido por su dureza.
– Resistencia a la insulina: situación en la cual las células no responden a la acción de la insulina, por lo cual tienen mayor dificultad para introducir la glucosa en su interior.
– Membranas celulares: cubierta que rodea las células y mantiene en su interior los orgánulos celulares. Están formadas principalmente por proteínas, fosfolípidos y colesterol.
– Gasto cardiaco: cantidad de sangre que bombea el corazón por cada minuto.
– Ictus: cese del flujo sanguíneo cerebral, ya sea por trombosis o por hemorragia, que generará daño neuronal (en ocasiones irreversible).
– Enfisema pulmonar: bronquitis crónica en la que se destruye el pulmón, quedando hiperinsuflado y perdiendo su función de forma progresiva.

Los otros

Después de haber analizado los FRCV conocidos como «clásicos» (al menos los que yo estudié en la carrera), vamos a repasar todos aquellos que tienen menor atención y son igualmente importantes porque pueden inducir disfunción endotelial e inflamación de bajo grado. Algunas de estas situaciones o alteraciones las hemos normalizado en nuestra vida, posiblemente por desconocimiento o por falta de pedagogía desde el colectivo sanitario; y otras se han silenciado o invisibilizado. Veamos cuáles son estos otros factores de riesgo cardiovascular:

- Consumo de alcohol: me vas a permitir que me inhiba de redundar en la polémica de qué cantidad de alcohol es buena o si no lo es. Se trata de una sustancia adictiva de consumo social, aceptada y normalizada, bien, pero no la hace menos dañina. El consumo crónico de alcohol causa una enfermedad cardiaca que se conoce como «miocardiopatía dilatada», en la cual el corazón se va ensanchando hasta perder su capacidad de bombeo sanguíneo, lo que puede provocar arritmias fatales. También incrementa la presión arterial y aumenta los triglicéridos en la sangre.
- Sedentarismo: es, sin duda, uno de los principales males de nuestro tiempo. Vivimos en una sociedad que ha priorizado

la comodidad y el reposo (sea cual sea el ejercicio realizado). Esto predispone a la inflamación y aumenta el riesgo de desarrollar síndrome metabólico, con sus respectivas consecuencias para el organismo.
- Elevación del ácido úrico: en los últimos años se ha postulado el aumento de los niveles de ácido úrico como un FRCV independiente. Su acción directa sobre las paredes de los vasos sanguíneos también es oxidativa (similar al colesterol LDL) y, por ende, inflamatoria. Otro de los problemas que el exceso de urato en sangre puede provocar (más allá de las crisis de gota) es el deterioro del riñón por los cristales de ácido úrico y la formación de litiasis en el interior de los riñones.
- Enfermedades autoinmunes o crónicas: por sí mismas son capaces de generar daño oxidativo, lesión de los vasos sanguíneos y síndrome metabólico; además, en los últimos años se las considera de riesgo para desencadenar problemas cardiovasculares.
- Menopausia precoz: situación en la que se produce un cese de la función de los ovarios antes de los cuarenta años. Esto provoca un descenso brusco de estrógenos, con lo que se pierde la protección cardiovascular y aumenta el riesgo de síndrome metabólico, osteoporosis o deterioro cognitivo.
- Estrés crónico: en íntima relación con trastornos hormonales, provoca un aumento de la resistencia a la acción de la insulina, y también trastornos del sueño, además del efecto inflamatorio crónico, con el debilitamiento del sistema inmunológico que suele generar *a posteriori*.
- Síndrome de las apneas del sueño: la horrenda calidad del sueño que por regla general tenemos está convirtiendo al SAOS (síndrome de apnea obstructiva del sueño) en algo que siempre hay que descartar en personas con problemas de elevación de la tensión arterial o síndromes

de cansancio/fatiga crónicos. Y es que, como bien decía a los pacientes un ilustre neumólogo amigo mío (el doctor Damià Perich Jackson): «Usted piense que ha pasado toda la noche buceando, respirando por una pajita. ¡Cómo no quiere estar cansado!». El SAOS puede manifestarse inicialmente como ronquidos y un mal descanso nocturno, aunque con el tiempo se presentarán de forma inequívoca las apneas (ausencia de respiración durante unos segundos) seguidas de despertares, además de la somnolencia diurna y la fatiga extrema. ¿Y cómo afecta todo esto al riesgo cardiovascular? La deficiente oxigenación que se produce durante la noche activa de manera intermitente el eje simpático (directamente relacionado con el incremento de la tensión arterial) para poder asegurar que llega suficiente oxígeno a los tejidos del organismo.

¿SABÍAS QUÉ? Las personas con SAOS no solo tienen mayor probabilidad de sufrir problemas cardiovasculares o cansancio crónico, sino que presentan los siguientes riesgos secundarios: fatigabilidad extrema, intolerancia al ejercicio, problemas de concentración, niebla mental, incremento de las posibilidades de sufrir cáncer, resistencia a la insulina, síndrome metabólico y trastornos psiquiátricos.

Para terminar con este capítulo citaremos los FRCV no modificables, como son:

- Edad avanzada: a mayor edad, más riesgo cardiovascular, por el envejecimiento de las arterias y de las proteínas del tejido conectivo.
- Sexo: en varones menores de cincuenta años existe mayor riesgo en comparación con las mujeres, aunque dicho riesgo se incrementa en estas últimas de forma exponencial a partir de la menopausia.

- Genética: mayor agregación a nivel familiar.
- Etnia: mayor riesgo de hipertensión arterial en descendientes de afroamericanos.

Glosario

– Crisis de gota: inflamación articular por depósito de cristales de gota.
– Litiasis: cálculos en el interior de órganos huecos (también conocidos como «piedras»).
– Osteoporosis: pérdida de densidad ósea que predispone a que pueda fracturarse el hueso o aparezca dolor óseo crónico.
– Menopausia: cese de la menstruación por agotamiento ovárico. La falta de las hormonas producidas por el ovario hace que en la menopausia aumente el riesgo cardiovascular en las mujeres.

Mad Max: Fury Vascular Road

Vamos a imaginar que nuestro organismo es como una gran ruta en la que aparecen infinidad de carreteras y caminos secundarios, y que nos subimos a un vehículo de la distopía de George Miller y tenemos que enfrentarnos a innumerables peligros y situaciones imprevistas.

Quiero ilustrar este capítulo a través de la comparación con la película *Mad Max: Fury Road*, en la que **Max Rockatansky** debe llevar a cabo una ruta inverosímil sometido a velocidades extremas. Del mismo modo, un glóbulo rojo partirá desde la fábrica de la sangre (la médula ósea) para transportar el valioso oxígeno por el organismo tras pasar por los pulmones. El flujo sanguíneo será impulsado con pulsatilidad, a una elevada presión, con el único objetivo de llevar el oxígeno hasta el último recodo de nuestro organismo. Ya en la primera localización se encontrará con el **cayado de la aorta**, que podría ser considerado una gran curva en la que se acelera el flujo sanguíneo para ser distribuido hacia la región de la cabeza o seguir por la **aorta** y descender hacia el resto del cuerpo. En esta ruta llena de recodos y turbulencias, nada más salir del corazón, nuestro protagonista correrá el riesgo de tener que enfrentarse a los peligros que representan los FRCV.

El infernal recorrido de la película, lleno de arena y polvo, estaría representado por el colesterol y los triglicéridos, que al fin y al cabo son pequeñas moléculas que enlentecen el tránsito de la sangre a su destino. Cuando además exista una elevación marcada de las grasas, observaremos a nuestro glóbulo rojo sometido a grandes turbulencias a su paso por los vasos sanguíneos. El colesterol LDL y los triglicéridos lesionarán la carretera (las arterias), y el glóbulo rojo quedará atascado en las irregularidades del asfalto, concretamente en la ateromatosis de las paredes. Finalmente, empujado por la urgencia de la **columna sanguínea**, podrá escapar de la placa de ateroma para continuar su viaje hacia la parte inferior del organismo. Esquivando toda la chatarra LDL, nuestro Red Max (llevaba tiempo queriendo ponerle nombre a nuestro eritrocito) desciende cargado de oxígeno por la aorta torácica. En su descenso podrá observar la existencia de grietas y baches en las paredes de la gran arteria, consecuencia de la hipertensión arterial mal controlada. Montones de chatarra van chocando con estas irregularidades, cosa que provoca distintas placas de ateroma y obliga a las plaquetas a adherirse a ellas formando trombos. Cada vez que Red Max choque contra estos trombos se quedará pegado a la **malla de fibrina**, enlenteciéndose más si cabe su circulación, al tiempo que se pone en peligro que llegue a la meta de su furioso viaje. En su recorrido por la aorta torácica, desciende por el interior de un grupo de carreteras de alta velocidad comprendidas en el **mediastino** y es sometido a los cambios de presión ejercidos en el tórax por la respiración. Al llegar a la aorta abdominal, encuentra otro imprevisto, esta vez causado por el exceso de azúcar circulante, característico de una diabetes mal controlada. La carretera está plagada de focos de inflamación, causados por el combustible de mala calidad (azúcares refinados) que ha corroído el asfalto. Conforme desciende, llega a la aorta abdominal, y puede observar que el camino se va haciendo más estrecho y que aparecen flujos turbulentos en los que las células sanguíneas rebotan con las plaquetas o con las proteínas de transporte. Consigue salir disparado hacia una de las arterias que se bifurcan hacia las extremidades inferiores, las arterias iliacas. En su descenso va notando más cargado el ambiente, más viciado. Quiere pensar que gran parte de sus compañeros ya han liberado todo el oxígeno que llevaban a sus espaldas, dejando una atmósfera donde cada molécula de oxígeno vale su peso en oro. Red Max sabe, sin embargo, que esa **presión arterial de oxígeno** tan disminuida no es normal, y avanza con temor de encontrarse algún obstáculo insalvable. Es justo en la bifurcación de las arterias iliacas, en ese cruce de caminos que irriga todos los grupos musculares de nuestras piernas, donde sucede una pequeña catástrofe. Una explosión de humo negro, que podría haber escapado perfectamente de la isla de *Lost*, baja a toda velocidad desde la aorta. Estallidos de humo de tabaco van impactando justo en la arteria bifurcada, adelgazando su pared y haciéndola translúcida. En su base, una densa formación de alquitrán atrapa en su interior a las células que sufren el infortunio de chocar contra ella. Red pasa a toda velocidad intentando no quedarse pegado, no sin antes ver con cierta preocupación cómo la pared lesionada empieza a dilatarse, formando lo que podría considerarse el inicio de un futuro **aneurisma**. La presencia de radicales libres y toxinas, una combinación de moléculas proinflamatorias y cancerígenas, cortesía del denso aire de la urbe, deterioran de manera irreversible las arterias, estrechando todavía más el paso por el que ha de circular la sangre. El óxido nítrico, esencial para la dilatación de los vasos y para la regulación del flujo sanguíneo, se ha visto reducido drásticamente, convirtiendo la carretera en un angosto sendero donde apenas cabe nuestro viajero. Cada bocanada de humo que entra por los pulmones arrastra consigo un aire inflamado que carga las moléculas de oxígeno y transforma muchas de ellas en especies reactivas de oxígeno (nuestras bien conocidas ROS) que son susceptibles de sufrir detonaciones espontáneas, generar cráteres en la carretera y aumentar la posibilidad de un colapso total: un infarto o un ictus.

Red Max sigue avanzando por la arteria femoral, sorprendido de la lentitud del flujo sanguíneo a pesar de ser una arteria de gran calibre. Imagínate de qué modo el sedentarismo ha convertido las autopistas en caminos embarrados, llenos de detritus y células muertas. El círculo vicioso de la falta de movimiento amenaza alarmantemente con formar una estenosis crítica arterial, con riesgo de que muera toda la pierna que depende de la arteria obstruida. El circuito de alta velocidad que antaño había sido la **unión femoropoplítea** se convierte en una rotonda sin apenas movimiento. La obesidad ha creado células cargadas de grasa, y estas liberan adipocinas inflamatorias que todavía hacen la situación más crítica. Grandes montones de triglicéridos bloquean la ruta, formando una estrechez casi insalvable para las células sanguíneas. Otra imagen preocupante aparece en la mente de Red Max, que empieza a temer por el destino de sus compañeros destinados en las **arterias coronarias** o en las arterias cerebrales, aquellas donde es más peligroso que se detenga la circulación sanguínea. Sacando fuerzas de flaqueza, va adelantando a muchos compañeros lesionados, los cuales cargan incluso con una dosis menor de oxígeno, para llegar a superar el hueco poplíteo (en las profundidades de la rodilla). Aquí ha de volver a escapar del control inmunológico, situación que desde su nacimiento se ha acostumbrado a enfrentar. Unos grandes macrófagos comen cristales de ácido úrico mientras los neutrófilos liberan trampas extracelulares de ADN y enzimas proteolíticas en un intento desesperado por limpiar la zona. De nuevo inflamación, caos, explosiones de oxígeno y radicales libres aquí y allá. Al fin, Red Max llega a su destino en los tejidos periféricos y entrega su valioso cargamento de oxígeno. El viaje de vuelta, ya sin la carga de oxígeno, debería ser un apacible regreso al hogar después de haber cumplido con su misión; sin embargo, un aire todavía más denso, cargado de dióxido de carbono, lo recibe a las puertas de las grandes venas de la pierna, con unas formaciones viscosas en su interior en forma de pequeños trombos plaquetarios. Afortunadamente, los mecanismos de *fibrinólisis* siguen activándose de forma automática para prevenir una oclusión total del paso de la sangre. El sedentarismo y la obesidad ejercen una carga casi insalvable para las *válvulas venosas*, pues generan remansos sanguíneos por doquier en los que se forman agregados que entorpecen el paso de Red Max por su interior. Cada recodo y contracción de los músculos de las piernas empujan a Red Max hacia la vena poplítea, la vena femoral y la vena iliaca, en su ascenso hasta la *vena cava* inferior, donde la circulación se va volviendo muy densa y pegajosa debido a un *endotelio* deficiente y a un alto índice de *agregación plaquetaria*.

Mientras asciende se da cuenta de que toda la circulación proveniente del intestino y del hígado viene cargada de triglicéridos, consecuencia de la dieta rica en grasas y del metabolismo enlentecido de nuestro estilo de vida. El paso por la *vena porta* del hígado es dramático. Un infierno de proteínas inflamatorias, así como de gérmenes que se han filtrado por la permeabilidad intestinal y de toxinas del alcohol, ponen en una peligrosa tensión a las células hepáticas, que trabajan a destajo para depurar la sangre. Los hepatocitos intentan neutralizar estas amenazas, mientras los macrófagos hepáticos, conocidos como «células de Kupffer», luchan por contener la invasión bacteriana. «A este hígado le espera una *cirrosis* en los próximos años», piensa Red mientras alcanza por fin la aurícula derecha. Cuando rebota con el resto de la sangre en el interior de dicha aurícula, le sorprende ver la dilatación que esta sufre, hasta que finalmente es arrojado a través del ventrículo derecho a la circulación pulmonar, lugar donde deberá volver a cargarse de oxígeno para entrar nuevamente en la aurícula izquierda y ser lanzado a otra vuelta de 20-30 segundos por el Fury Vascular Road.

ENFERMEDAD VASCULAR

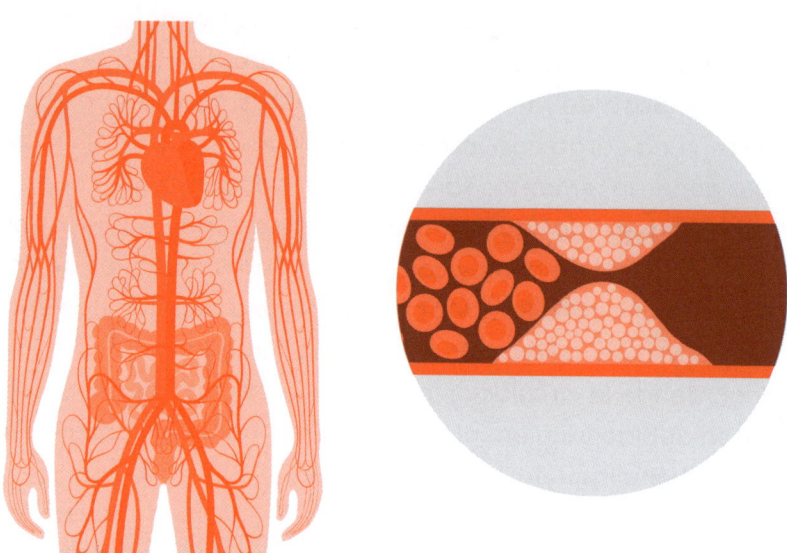

¿SABÍAS QUÉ? Cada eritrocito realiza este recorrido unas 1.440 veces al día, lo que equivale a unos 200.000 km recorridos en su vida útil de aproximadamente 120 días.

Glosario

– Max Rockatansky: protagonista de *Mad Max*, un solitario nómada que se enfrenta el poder despiadado de Immortan Joe.
– Cayado de la aorta: curvatura principal de la aorta desde donde emergen las arterias que irrigan la cabeza y los brazos.

– Aorta: arteria que sale del corazón y recorre todo el cuerpo desde la región torácica hasta la región abdominal, distribuyendo las principales ramas de las arterias del organismo.
– Columna sanguínea: cantidad de sangre que asciende por el interior de un vaso sanguíneo.
– Malla de fibrina: red de proteínas que estabiliza el coágulo sanguíneo.
– Mediastino: espacio central del tórax entre los pulmones que alberga el corazón, los grandes vasos, la tráquea y otras estructuras vitales.
– Presión arterial de oxígeno: medida de la cantidad de oxígeno disuelto en la sangre arterial que refleja la eficiencia de la oxigenación pulmonar.
– *Lost*: serie de televisión de la década de los 2000, en la cual los supervivientes de un accidente de avión tenían que empezar de cero en una isla habitada por un humo negro que los iba acechando.
– Aneurisma: dilatación en forma de saco de un vaso sanguíneo que pone en riesgo su integridad.
– Unión femoropoplítea: unión entre los vasos femorales (localizados en el interior del muslo) y los poplíteos (que pasan a través de la rodilla).
– Arterias coronarias: arterias que irrigan el corazón.
– Fibrinólisis: proceso mediante el cual se degrada la fibrina y se deshace un coágulo.
– Válvulas venosas: válvulas situadas en las venas para hacer ascender la sangre en el retorno venoso.
– Vena cava: vena principal que recoge la sangre del organismo, en paralelo a la arteria aorta.
– Endotelio: empalizada de células que recibe el interior de los vasos sanguíneos.
– Agregación plaquetaria: proceso mediante el cual las plaquetas se agregan formando un trombo plaquetar.

- Vena porta: rama de la vena cava que atraviesa el hígado y recoge la sangre de la circulación abdominal y de los intestinos.
- Cirrosis: fibrosis progresiva del hígado que termina por alterar sus funciones.

QUÉ PUEDES HACER TÚ

- Pon especial atención al control de los factores de riesgo cardiovascular. No minimices el impacto que pueden tener tanto a largo como a corto plazo en tu salud.
- Programa chequeos cardiológicos de forma regular. Tómate la tensión arterial, y pide que te hagan un electrocardiograma o incluso un ecocardiograma.
- Investiga si existen antecedentes de cardiopatía isquémica (infarto de miocardio) en tu familia, especialmente en personas jóvenes y sin aparentes FRCV. En muchas ocasiones puede existir oculto algún trastorno genético de la tensión arterial o que condicione el aumento de colesterol.
- No entres en pánico si se te diagnostica insuficiencia cardiaca. Hoy día existen muchos tratamientos para tratar perfectamente esta enfermedad y mejorar el pronóstico a largo plazo, así como la calidad de vida. Con un excelente control y manejo, tu corazón funcionará sin problemas.
- Practica con regularidad ejercicio aeróbico, sé que lo sabes, pero es mi deber recordarte que es esencial para controlar a rajatabla los FRCV.

LA ANÉCDOTA → Como médico especialista en medicina interna, la insuficiencia cardiaca es la enfermedad más frecuente a la que me enfrento en mi día a día en el hospital. Es por ello por lo que he querido darle su espacio propio en el libro, a sabiendas de su íntima relación con la inflamación y el desarrollo de afecciones sistémicas. Tras haber visto renunciar a miles de pacientes por el conocido como «fallo de bomba», he adquirido conciencia de lo importante que es tener un enfoque temprano y empoderado hacia el control de los FRCV. De todas las anécdotas que he vivido a propósito de la insuficiencia cardiaca o circulatoria, recuerdo cómo llegué a un diagnóstico muy curioso gracias (otra vez) a un capítulo de la serie televisiva *House*. Una paciente presentaba dolor en el centro del pecho desde hacía unas semanas, y por esa razón había acudido a urgencias en un par de ocasiones, así como a su centro de atención primaria. En una de esas guardias fui yo quien la atendí y, después de hacerle la anamnesis (las preguntas), examen físico y exploraciones complementarias, no había nada que me hiciera sospechar ningún problema cardiológico. La auscultación del corazón y de los pulmones era estrictamente normal, ella no tenía FRCV que pudieran predisponerla a padecer problemas cardiacos, los exámenes de laboratorio fueron normales, así como la radiografía de tórax y el electrocardiograma. Lo único que ciertamente no cuadraba era el tipo de dolor que presentaba (bastante indicativo de infarto de miocardio), por lo que, aconsejado por mi adjunta de urgencias, decidí dejarla ingresada en observación. La guardia continuó sin mayores incidencias en relación con la paciente y me fui a la cama sin saber exactamente por qué la había dejado durmiendo en el hospital. A la mañana siguiente, volví a pasar por el box para cerciorarme de que estaba todo en orden, y algo hizo «clic» en mi cerebro. Vi cómo hablaba de manera acalorada por el teléfono móvil mientras sudaba y suspiraba. Podría haberlo confundido con un enfado, un malentendido o una traducción comprensible del miedo y el estrés de estar ingresada en el hospital, pero entré en el box y creo que la abordé directamente para no perder la oportunidad que se había abierto ante mí. La secuencia exacta no la recuerdo, pero sería tal que así: «¿Le duele el pecho?», «Un poco», «Vamos a hacerle un electrocardiograma, túmbese». *Et voilà*: infarto de Tako-Tsubo. El síndrome de Tako-Tsubo, conocido también como «síndrome del corazón roto», es una enfermedad cardiaca inducida por estrés que aparenta infarto agudo de miocardio, pero sin que haya daños en las arterias coronarias. En las pruebas de imagen, el ventrículo izquierdo se dilata, asemejándose a la forma de una trampa japonesa de pulpos conocida como «tako-tsubo».

PARA SABER MÁS:
- SEC Riesgo Cardiovascular (www.secardiologia.es/control-lipido-prev-primaria/factores-de-riesgo.html) → Enlace de la Sociedad Española de Cardiología para poder calcular el riesgo cardiovascular de cada uno.
- www.colesterolfamiliar.org → Página web de la Fundación Hipercolesterolemia Familiar en la que puedes informarte de cómo sospechar un

problema genético relacionado con las dislipemias, y cómo empezar a afrontarlo.
- Bergami M., Scarpone M., Bugiardini R., Cenko E., Manfrini O., «Sex beyond cardiovascular risk factors and clinical biomarkers of cardiovascular disease», *Reviews in Cardiovascular Medicine*, 2022, n.º 23(1), p. 19, doi: 10.31083/j.rcm2301019, PMID: 35092211 → Repaso de las diferencias en el modo en que se presentan las enfermedades cardiovasculares en hombres y mujeres.

Inflamación y salud mental

Inflamada triste realidad

No creo que descubra nada si hago hincapié en el protagonismo —necesario— que está adquiriendo la salud mental para nuestra sociedad. Es más, me atrevería a decirte que considero la especialización en psiquiatría y psicología la más capaz de explicar la mayoría de nuestros males como conjunto de individuos (enfermos). Un difícil día a día que, en mayor o menor medida, afecta a muchas personas y que conlleva una lucha silenciosa en paralelo, y a veces de forma tangencial, a las dificultades que sufre *per se* la gente de nuestro entorno por el mero hecho de tener que afrontar los problemas de la sociedad actual. El maldito estigma de padecer una enfermedad mental todavía nos pone como a Alicia frente al espejo, ante nuestros temores y contradicciones. En la actualidad, en nuestra búsqueda del bienestar, se nos plantea una paradoja cruel, y es que, cuanto más cerca nos encontramos de tenerlo «todo bajo control» y ser «felices», más lejos estamos de que nuestro cerebro lo interprete como una situación relajante y apacible. Y esto sucede a pesar de los impostados superpoderes que hemos dado a nuestra mente, esclavos de falsas expectativas mientras surfeamos en la sociedad desechable del usar y tirar, de la impostura máxima, del selfi en soledad. Un canon de imposiciones que destruye de forma silenciosa nuestras otras redes, las neuronales, las importantes, encargadas de cuidar nuestra salud mental. Nuestra inflamada triste realidad nos obliga a teorizar escenarios, planificar acciones futuras, aprender de nuestros errores y modificar patrones de conducta, con la única intención de vivir «felices». Hipotecamos la plasticidad neuronal por conseguir hitos en la individualidad, siempre movidos por la exigencia de aprovechar cada segundo. No buscamos sobrevivir, proteger nuestra camada o almacenar alimentos. No reforzamos lazos sociales, no cuidamos de nuestro nicho ecológico, no reflexionamos sobre lo relativo que es el tiempo. Y, mientras esperamos a que la felicidad llegue, pasa ante nuestros ojos un precioso conjunto de sucesos comunes, deliciosos y anodinos, delicados, capaces de relajar al más pintado. Pero para disfrutarlos hemos de verlos; y, para verlos, mirar afuera, con curiosidad y atención. Como te decía, estamos inmersos en una paradoja cognitiva, en la cual, conforme más pensamos en cómo conseguir ser felices, más alejados estamos de ello.

Seguro que te resulta familiar el término «dopamina», también conocida como «la hormona de la felicidad», ¿verdad? Pues bien, al parecer, y según los últimos estudios, la dopamina no hace que te guste algo y que, en consecuencia, te sientas contento al hacer x cosa, sino que lo que logra es que lo desees. En otras palabras, la dopamina no es la molécula del placer; es la molécula de la búsqueda del placer. Y en ese espacio entre la búsqueda y el hallazgo nos encontramos... Debido a esta distancia, aparecerá la disrupción de nuestro estilo de vida: mala alimentación, estrés psicológico, falta de descanso real y desincronización con los ritmos circadianos. Y en este punto aparece nuestra querida y temida inflamación patológica: un volcán de citoquinas que afecta a nuestra mente de una manera inicialmente sutil, pero que, con las repeticiones, se transforma en un bucle infinito que termina siendo devastador. En un primer momento simplemente escucharás un ruido de fondo (puede ser que oigas un tinnitus real) o que seas más consciente de tus propios latidos cardiacos. Con el paso del tiempo, los indicios puede que sean un ligero cansancio, una mayor irritabilidad o una menor tolerancia a situaciones estresantes. Sin embargo, son cosas que has normalizado sin ser consciente de cómo dañan a tu homeostasis interna; y la consecuencia de esta normalización es que se termina desplazando lo que hasta ahora habías aprendido que era tu «umbral» del dolor, de la fatiga o de la frustración. Todo duele más, cuesta más recuperarse del ejercicio y el entorno parece mucho más hostil. El impacto sobre el organismo se traduce en una sucesión de procesos debilitantes como la niebla mental y el dolor articular o muscular, así como los problemas cutáneos o digestivos.

¿SABÍAS QUE? Las enfermedades autoinmunes es frecuente que cursen con problemas cognitivos. La alteración de la memoria es común en personas afectas de lupus o del síndrome de Sjögren, y es el hecho diferencial de patologías como la fatiga crónica. La razón que hay detrás está vinculada con el exceso de proteínas inflamatorias, con capacidad para atravesar la barrera hematoencefálica, que creará ese estado de neuroinflamación que dificulta la plasticidad neuronal y el procesamiento y almacenamiento de la información. En este punto es clave que hablemos del papel del cortisol (la hormona principal del eje del estrés), que nos hace casi todopoderosos y gracias al cual estamos alerta, vigilantes y con capacidad para responder a los desafíos. La conexión entre el cortisol y la inflamación viene dada por el modo en que este es capaz de frenar la activación inmunológica pasada de vueltas o la producción exagerada de proteínas inflamatorias. Sería algo así como un escudo perenne que nos ayuda a modular los retos del entorno y también los que enfrentamos en nuestro interior. No obstante, su fuerza es también su talón de Aquiles. Una actividad exagerada nos llevará a la **hipercortisolemia**, que termina produciendo ansiedad, insomnio e inmunosupresión. Cuando esta situación se sostiene en el tiempo, el sistema acaba agotándose, llevando al déficit de esta hormona (la glándula suprarrenal, que es la que produce el cortisol, puede llegar a recuperarse, pero en ocasiones no totalmente). La consecuencia inmediata es que el sistema de respuesta al estrés deja de funcionar, y los pequeños obstáculos se convierten en muros prácticamente infranqueables. Se ha demostrado que las personas con depresión tienen niveles bajos de cortisol en sangre o una variación insuficiente entre el cortisol basal y el que se necesitaría para enfrentar cualquier situación estresante. Esto también se ve en pacientes afectos de fatiga crónica, **fibromialgia** o incluso en **trastornos de estrés postraumático**. El empobrecimiento secundario que se presentará en estas patologías generará un exceso de inflamación que el sistema inmunológico no podrá gestionar. Todo este exceso de inflamación afectará de forma negativa a nuestra sensación de bienestar, distorsionando el placer y convirtiendo su búsqueda no en un objeto de disfrute, sino en un **analgésico**. La **hipervigilancia** que genera el dolor terminará con nuestra creatividad en la búsqueda de la felicidad, y esta se interpretará como un lujo al que no se puede aspirar mientras el organismo esté en modo de lucha. Esa situación de amenaza invisible hace que se perpetúen pensamientos negativos como «No lo voy a conseguir», «No soy feliz» o «No va a ir bien», que no son más que escapatorias de nuestro cerebro para ahorrar energía en un entorno que le es hostil, reduciendo, de este modo, las batallas que lidiar. Esta guerra silenciosa evitará que podamos experimentar felicidad en plenitud, obligándonos, por ejemplo, a que prioricemos cerrar proyectos en lugar de disfrutarlos. Todo esto nos lleva a una inflamada realidad. Es más, la condena a la insatisfacción ha sido estudiada por mentes preclaras como aquellas dedicadas a la filosofía. Déjame repasar, esquemáticamente, varias de las más relevantes:

- **Sócrates (470-399 a. C.), defensor del autoconocimiento.** La felicidad no es lo que tenemos, sino lo que somos. Un acto consciente capaz de zarandear las creencias impuestas y liberarse de los bienes materiales.
- **Platón (427-347 a. C.), una vida ordenada y justa.** En *La República* el ilustre filósofo griego defendía que la felicidad no era un simple placer sensorial, sino el resultado de una vida ordenada y justa. La combinación de razón, emociones y deseos necesita de un equilibrio para que seamos felices. Por eso, cuanto más nos obsesionamos con placeres efímeros y materiales, más lejos estamos de la auténtica plenitud.
- **Aristóteles (384-322 a. C.) y la eudaimonía.** Para Aristóteles, la felicidad (eudaimonía) no era un estado pasajero de placer, sino un camino de vida en el que el ser humano desarrolla capacidades y actúa con prudencia. Un auténtico defensor del término medio, basado en el equilibrio y la virtud.
- **Epicuro (341-270 a. C.), sin espacio para el miedo.** La felicidad se centra en la amistad, la autosuficiencia y la tranquilidad de espíritu. No hay lugar para el miedo irracional y la búsqueda compulsiva de felicidad. Solo existe pausa y paz interior en un ser humano feliz.
- **Séneca (4 a. C.-65 d. C.) y el estoicismo.** El filósofo hispano recomendaba prepararse para la adversidad, reduciendo nuestras expectativas y aceptando el destino con serenidad.
- **Tomás de Aquino (1225-1274), la felicidad está en Dios.** Para Tomás de Aquino la razón y la fe son complementarias. Una suerte de feliz enlace en el que la felicidad

pasajera de quien es consciente de su vida puede hacerse mucho más duradera al contemplar a Dios eternamente. Me gusta poner el acento en que la espiritualidad y la fe tienen un lugar preponderante en la historia de la humanidad y en su búsqueda de la felicidad.

- **Descartes (1596-1650) y su *Cogito, ergo sum* («Pienso, luego existo»).** La propuesta que hace acerca del secreto para encontrar la felicidad subyace en poder separar lo mundano de lo más racional y elevado. Se trata de una oda al pensamiento crítico y a la autoconciencia.
- **Locke (1632-1704), la felicidad es un derecho del ser humano.** Se debe garantizar la felicidad de los ciudadanos y que estos tengan la posibilidad de buscarla. Con práctica y aprendizaje, somos capaces de saber qué nos hace felices y qué infelices.
- **Hume (1711-1776) y el empirismo.** Cada persona llega a la felicidad de una forma totalmente diferente, arbitraria y azarosa. También defendía como receta del éxito la adaptación de nuestras expectativas a la realidad.
- **Kant (1724-1804) y la virtud.** Uno de los filósofos más críticos con la felicidad en sí. Para Kant, la búsqueda de la felicidad nos aleja del deber moral. La felicidad, por regla general, nos distancia del imperativo categórico que rige el comportamiento humano.
- **Schopenhauer (1788-1860) y la trampa de la insatisfacción.** Schopenhauer describió la vida como un péndulo entre el deseo y la insatisfacción. Con cada nuevo acontecimiento satisfactorio, surge un nuevo deseo. Cada vez se necesita cumplir deseos más difíciles para conseguir el mismo placer. Y, como habitualmente no lo logramos, sufrimos.
- **Nietzsche (1844-1900) y el destino.** Nietzsche defendía que debemos abrazar la lucha por sobrevivir, por superarnos a nosotros mismos, por crecer. En su total convencimiento de

lo inevitable del destino, nos invita a aceptar todo lo que nos sucede, incluso el dolor, como parte de una vida auténtica y plena.
- **Ortega y Gasset (1883-1955), la construcción de la felicidad.** «Yo soy yo y mi circunstancia», dijo el famoso filósofo español. La clave de la felicidad es construir una vida que gire en torno a ser conscientes de lo que nos rodea y de nuestra relación con el entorno.
- **Albert Camus (1913-1960) y el absurdo de la búsqueda.** Camus nos invita a pensar que la búsqueda de la felicidad puede ser un sinsentido. En *El mito de Sísifo*, nos propone aceptar esta condición y encontrar la felicidad en el propio acto de vivir, sin esperar recompensas trascendentales.
- **Groucho Marx (1890-1977): tomarse la vida con humor.** Uno de mis referentes como librepensador e irreverente personalidad es Groucho Marx. Creo que puede codearse perfectamente con el elenco de sabios de esta condensada lista. En algunas de sus frases más conocidas, hacía referencia a cómo conseguir ser feliz: «La felicidad está hecha de pequeñas cosas: un pequeño yate, una pequeña mansión, una pequeña fortuna...». Toda una ironía de la insatisfacción del ser humano. O también: «Estos son mis principios; si no le gustan, tengo otros». Ciertamente veo a Groucho Marx soltando la roca de Sísifo colina abajo y riéndose de nuestra preocupada búsqueda de la felicidad.

Glosario

- Plasticidad neuronal: creación, fortalecimiento y eliminación de conexiones entre neuronas, esenciales para el aprendizaje de nuevos procesos y el almacenamiento de la memoria.

- Nicho ecológico: conjunto de características biológicas de una especie en relación con su entorno.
- Patológica: que produce un daño sobre el organismo.
- Tinnitus: pitido constante percibido por el oído, muchas veces traducción de lesiones en el oído interno o provocado por situaciones de estrés.
- Síndrome de Sjögren: enfermedad autoinmune que va acompañada de un dolor articular y muscular, con inflamación a nivel glandular, y que provoca síndromes crónicos de sequedad en ojos, boca o genitales.
- Fatiga crónica: cansancio extremo y persistente que no mejora con el descanso y que limita la capacidad para realizar las actividades diarias.
- Hipercortisolemia: elevación del cortisol en la sangre.
- Fibromialgia: enfermedad crónica que se caracteriza por dolor generalizado y fatiga constante, intolerancia al ejercicio y niebla mental.
- Trastorno de estrés postraumático: trastorno psiquiátrico provocado por un acontecimiento traumático cuyo rasgo principal es la ansiedad y el hecho de revivir una y otra vez el suceso que causó el trauma.
- Analgésico: sustancia que alivia el dolor.
- Hipervigilancia: estado de alerta constante en el que el cerebro percibe amenazas incluso cuando no existen.
- Sísifo: personaje de la mitología griega condenado a empujar una roca por una empinada ladera durante toda la eternidad. Cuando llegaba arriba del todo, la roca caía ladera abajo y Sísifo debía volver a empujarla nuevamente. Se trata de una metáfora de lo inútil y repetitivo de muchas tareas impuestas (o autoimpuestas) del ser humano.

Control químico de las emociones

¿Y a santo de qué hemos transitado por este camino en un libro sobre inflamación? Confía... Vamos a ver lo cerca que está la filosofía de la fisiología, y viceversa:

1. **Epicuro y la serotonina**

    Como hemos explicado, su búsqueda de la felicidad venía dada por la calma, por la paz interior, la ausencia de dolor. Esta pausa solo puede darse si en el cerebro existen niveles suficientes de serotonina, un neurotransmisor con funciones claramente antiinflamatorias. La serotonina proviene del triptófano, un aminoácido esencial que se obtiene en la dieta. Las principales funciones de la serotonina son la reducción de la ansiedad, la regulación del estado de ánimo y la capacidad de promover un sueño reparador. Es curioso cómo, al final, lo que decía la filosofía hace siglos acaba teniendo un reflejo en la neurociencia. Hoy en día, muchísimas personas tienen serias dificultades para conseguir esa paz que defendía Epicuro, posiblemente por un déficit de serotonina. De hecho, es una de las principales dianas terapéuticas de ansiolíticos y antidepresivos, los cuales inhiben la recaptación de serotonina en el espacio sináptico.

¿SABÍAS QUÉ? La serotonina es liberada al espacio existente entre dos neuronas que se comunican entre sí, el cual es conocido como «espacio sináptico». Viajará hasta la neurona que recibe el mensaje (neurona postsináptica) y se unirá a sus receptores de membrana. Gracias a esta unión, se van a regular funciones como el estado de ánimo, el sueño o los recuerdos. Cuando ha terminado de realizar su función, esta serotonina vuelve a ser captada por la neurona que la había liberado, para reutilizarla o reciclarla, en función de las necesidades del individuo. Es en este punto donde actúan los fármacos

NEUROTRANSMISORES

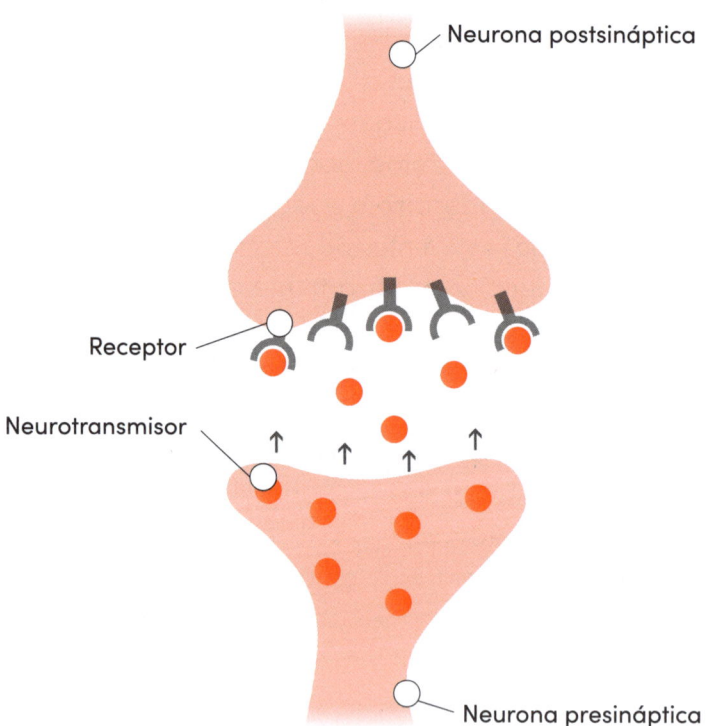

ISRS (inhibidores de la recaptación de serotonina, utilizados en trastornos depresivos o de ansiedad), impidiendo este secuestro de la serotonina y garantizando así niveles más altos de esta.

Pero ¿qué factores van a amenazar con reducir nuestros niveles de serotonina? Posiblemente el principal sospechoso de tenernos con la serotonina por los suelos es el estilo de vida de hoy en día, caracterizado por esa constante búsqueda de la felicidad a través del eje del estrés. Este estrés crónico disminuirá el número de receptores de serotonina en el cerebro, activando una vía metabólica que desvía el triptófano para producir **quinurenina**. Pues bien, esta sustancia tiene efectos de toxicidad sobre nuestras neuronas, contribuyendo a la falta de ilusión y la fatiga mental típicos de los trastornos depresivos. A esto le hemos de sumar una dieta deficitaria de triptófano (baja en proteínas o frutos secos), el precursor de la serotonina, y de los oligoelementos esenciales, para que se lleve a cabo su producción. Este déficit de serotonina, a su vez, nos lleva a una situación de vulnerabilidad al estrés, en el que predominará la búsqueda de recompensas instantáneas y la impulsividad.

2. Aristóteles y la dopamina

Aristóteles concebía la felicidad como la práctica de la virtud gracias a todo lo que hemos aprendido durante nuestra vida. Creo que la sustancia que mejor puede representar esto es la dopamina, principal mensajero químico de los circuitos de recompensa. Dicha sustancia es la encargada de darnos placer y satisfacción cuando iniciamos un camino hacia una meta que parecía imposible, sobre todo si ha requerido de un gran esfuerzo para conseguirla. Y si, como decía Aristóteles, «en el equilibrio está la virtud», un desequilibrio dopaminérgico puede hacer que caigamos en el hedonismo (exceso de placer) o en la apatía (falta de interés).

¿SABÍAS QUÉ? La dopamina es la gran protagonista del *finger scroll* que hoy en día tiene a tanta gente «enganchada». Este pequeño gesto repetitivo de nuestros dedos con nuestros dispositivos móviles está pensado para asegurar que nos aporte pequeños pero intensos picos de dopamina con cada imagen o con cada vídeo; de hecho, hay estudios que dicen que no deja de ser una réplica de lo que nuestra mano hace con las máquinas tragaperras. Este proceso termina por tener la capacidad de desensibilizar al individuo al efecto de la dopamina, por lo que este cada vez necesita dosis más altas para conseguir el mismo resultado. Pero ¿cómo afecta la inflamación a la secreción de dopamina? La inflamación crónica es capaz de inhibir la formación de dopamina debido al bloqueo que ejercen las proteínas inflamatorias sobre la conversión de **L-Tirosina** a **L-Dopa**. También se produce una menor respuesta a la activación de los **receptores D2** y **D3**, encargados de suministrar placer a través del circuito de recompensa. Así pues, cuando existe un exceso de inflamación hay una menor sensación de satisfacción ante los logros conseguidos o los esfuerzos realizados para ello. Esta situación hace que se terminen buscando picos de dopamina en lugar de una secreción sostenida que prácticamente no ejerce ningún efecto sobre las personas inflamadas. El problema es que estos picos de dopamina terminan llevándonos a diferentes sustancias adictivas como el alcohol, la nicotina o la cocaína, o a conductas inadecuadas como las apuestas compulsivas, el *scroll* infinito o el aislamiento social causado por los videojuegos, solo para volver a sentir el mismo placer que se sentía en un principio.

3. **Séneca, GABA y estoicismo**

El GABA (ácido gamma-aminobutírico) es el principal neurotransmisor inhibidor y, de un modo parecido a como lo harían los estoicos, se encarga de proporcionar calma y sosiego. Nos ayuda a tener autocontrol y a no actuar con impulsividad o ansiedad ante los problemas. En algunos casos, podemos aumentar de forma natural la cantidad de GABA con ejercicios como la meditación, o de forma artificial con medicinas como las benzodiacepinas.

¿SABÍAS QUÉ? Estoy seguro de que conoces los medicamentos usados para tratar el insomnio o la ansiedad, conocidos como «benzodiacepinas». Te voy a contar cómo funcionan. Ejercen su acción potenciando el efecto relajante del GABA, que, al unirse al receptor GABA-A situado en las neuronas, hace que estas se llenen de cloro, quedando enlentecidas, aturdidas.

¿Y la inflamación? Pues como habrás podido adivinar también interfiere en la síntesis de GABA, evitando que el neurotransmisor glutamato (que estudiaremos en el siguiente punto) pueda transformarse en GABA a través de la **enzima glutamato descarboxilasa**. Y así es como, cuando predomina la inflamación, seremos incapaces de virar nuestro estado de activación al de pausa o a una actitud sosegada ante las propias vicisitudes de la vida.

4. **Descartes, racionalidad y glutamato**

Como decíamos, el glutamato es el principal neurotransmisor activador cerebral. Es clave en la memoria y el aprendizaje, tal y como Descartes promulgaba en su *Discurso del método*, donde el filósofo priorizaba la racionalidad para llegar a la claridad mental de la felicidad. En un ambiente donde predomine la inflamación, citoquinas como el TNF-a o la interleuquina-6 interferirán con la recaptación del glutamato por parte de las neuronas presinápticas, haciendo que este se acumule en el espacio sináptico. Tal exceso generará una sobrecarga para nuestro cerebro que hará que las neuronas sufran y no puedan sincronizarse con la lógica y orden del pensamiento de René Descartes. Finalmente, puede que se dé un agotamiento de este neurotransmisor hasta el punto de que no podamos disponer de él cuando lo necesitemos, cosa que nos provocará un estado de confusión y lentitud mental.

¿SABÍAS QUÉ? El glutamato está implicado en la memoria a largo plazo, pues es el neurotransmisor clave para aprender cosas nuevas y adaptarnos a nuestro entorno. No obstante, se trata de un arma de doble filo, dado que su exceso se ha relacionado con enfermedades neurodegenerativas como el alzhéimer o el párkinson. ¿Eso quiere decir que estimular mucho nuestro cerebro nos pone en riesgo de «quemarlo»? No, pero siempre habrá que tomar un tiempo de reflexión, pausa y descanso para proteger nuestro tejido cerebral del exceso de glutamato que hayamos podido generar.

5. Hume, noradrenalina y emoción

David Hume aseguraba que las emociones y las pasiones son las que verdaderamente nos acercan a la felicidad. Podríamos decir que la noradrenalina, relacionada con la respuesta más visceral hacia el entorno, sigue las directrices de Hume. Se trata de un neurotransmisor encargado de mantenernos alerta, sincronizados con nuestras emociones y nuestra intuición. Por eso, unos correctos niveles de noradrenalina se van a relacionar con un estado de motivación e independencia emocional que nos hace reaccionar con automatismos basados en nuestra experiencia sensorial. Para Hume nuestras emociones son la base de todas las decisiones que tomamos, así como la intuición que nos da la noradrenalina nos permite decidir con claridad y nos ahorra mucho tiempo de incertidumbre. No obstante, cuando hay presencia de inflamación, la producción de noradrenalina se verá alterada, lo que provocará un menor liderazgo de nuestra **corteza prefrontal** (centro de las emociones) y una mayor influencia de la **amígdala cerebral** (generadora de miedo y ansiedad). Estas alteraciones en la homeostasis de la noradrenalina nos pueden llevar a una posterior acumulación de ella, con la consiguiente aparición de impulsividad y ansiedad, para finalmente agotarse, dejando al individuo gobernado con la apatía y el desánimo. Podríamos concluir diciendo que la inflamación, a través de su acción sobre la noradrenalina, es capaz de dejarnos sin la capacidad de sentir en plenitud.

Glosario

- Ansiolíticos: fármacos utilizados para tratar la ansiedad (por ejemplo, diazepam o alprazolam).
- Antidepresivos: fármacos usados para tratar la depresión; algunos de ellos (los ISRS, como puede ser la fluoxetina) habitualmente inhiben la recaptación de la serotonina, mientras que otros (los ISRN, como hace la duloxetina) inhiben la recaptación de la serotonina y la noradrenalina.
- Recaptación: proceso de recuperación por parte de la neurona presináptica de los neurotransmisores sobrantes en el espacio sináptico.
- Quinurenina: metabolito derivado del triptófano.

- L-Tirosina: aminoácido precursor de la dopamina, la adrenalina y la noradrenalina.
- L-Dopa: molécula precursora de la dopamina. Es el tratamiento de elección en el párkinson.
- Receptores D2: receptores de dopamina involucrados en el control motor y el circuito de recompensa.
- Receptores D3: receptores de dopamina involucrados en la motivación y el aprendizaje emocional.
- Enzima glutamato descarboxilasa: enzima encargada de convertir el glutamato en GABA, equilibrando el sistema nervioso central entre la excitación y la sedación.
- Corteza prefrontal: región del cerebro encargada de inhibir impulsos, participar en la toma de decisiones y regir las respuestas basadas en las emociones.
- Amígdala cerebral: encargada de estudiar las amenazas del entorno, generando respuestas de lucha y huida.

Depresión, ansiedad e inflamación

Después de haber entendido cómo la inflamación puede activar tanto la producción como la recaptación de los neurotransmisores, hemos de terminar de explicar qué impacto tiene esto en la aparición de problemas de salud mental. Antes de entrar en materia, querría poner el acento en cómo en los últimos años se ha luchado por vencer el estigma de las afecciones psiquiátricas. Los médicos hemos vivido en primera persona la evolución desde los primeros «sanatorios» (el de *Alguien voló sobre el nido del cuco* se quedaría corto en comparación) hasta la actualidad, en la que se plantea el origen genético, neuroanatómico e incluso inmunológico/inflamatorio de los problemas de salud mental. Centrándonos en la inflamación, no son pocos los ejemplos de cómo el sistema inmunológico puede estar involucrado en trastornos psiquiátricos y neurodegenerativos. Desde la ansiedad hasta el trastorno por estrés postraumático o la depresión. Incluso, si hablamos de patologías como el trastorno bipolar o la esquizofrenia, se ha demostrado que tras su génesis y también su empeoramiento pueden estar los problemas de inflamación crónica. Hecha esta breve introducción, vamos a centrarnos exclusivamente en la relación entre el *background* inflamatorio y los problemas de salud mental.

En el caso de la depresión, recuerdo lo impactante que fue ver en la carrera cómo personas con una excelente funcionalidad quedaban totalmente arrasadas con las recaídas de la enfermedad. Quizá parezca que hagamos funambulismo si descartamos las afecciones reactivas del ánimo o los trastornos adaptativos (incluso la distimia o trastorno depresivo persistente) a la hora de explicar bien la depresión mayor. No obstante, mi intención es resaltar la gravedad de este problema que limita la vida de tantas personas e intentar dar un rayo de esperanza al explicar su patogenia desde el prisma de la inflamación.

¿SABÍAS QUÉ? La melatonina es una hormona con funciones muy relevantes. Conocida como la «hormona del sueño», es fundamental a la hora de sincronizar nuestro reloj biológico con la luz del ambiente. Su principal función es la de inducir el sueño profundo y favorecer la reparación neuronal. Su funcionamiento viene dado por el nivel de exposición lumínica del que nos rodeamos. Esto nos lleva a remarcar que, hoy en día, cerca del 50 por ciento de la población tiene alterada la secreción de melatonina por la exposición a pantallas una vez pasada la puesta de sol, con los problemas de salud que provoca su menor secreción nocturna. Dormir con menos melatonina no solo empeora la calidad de nuestro descanso, sino que afecta al procesamiento y almacenamiento de la memoria durante el sueño, e interferirá en el correcto funcionamiento del sistema inmune a lo largo de la noche, lo que impedirá en gran medida que se puedan eliminar las células tumorales o los linfocitos autorreactivos (aumentando el riesgo de padecer cáncer o enfermedades autoinmunes).

Hablando nuevamente de las hormonas del estrés, sabemos que el cortisol tiene un efecto antiinflamatorio muy potente, y que sus picos coinciden con los momentos de mayor demanda energética y concentración (al despertarnos y a primera hora de la tarde). Su secreción está sincronizada con los ritmos circadianos, y tiene como contrapunto nocturno a la melatonina. Esta hormona es secretada por la noche para cumplir dos grandes funciones: la neuroprotección y la regeneración de tejidos. En individuos con depresión mayor se puede observar en estadios precursores de empeoramiento de la enfermedad elevaciones marcadas de cortisol (hipercortisolismo), y está comprobado que, si dicha elevación se mantiene en el tiempo, puede terminar agotándose la secreción del propio cortisol por parte de la **glándula suprarrenal**. En situaciones de hipercortisolismo, la secreción de melatonina se va a retrasar, dando lugar a problemas como el insomnio y otros trastornos del sueño. En situaciones de déficit de cortisol, no se producirá el pico matutino de este, por lo que no se frenará la secreción de melatonina, lo que provocará el consiguiente estado de somnolencia, fatiga y déficit de concentración. Pues bien, en situaciones de inflamación crónica, el cortisol ha de trabajar constantemente para suprimir y modular la respuesta inmunológica, lo que genera un déficit relativo de la secreción de dicha hormona en sujetos que ya tienen niveles bajos casi al límite de la normalidad (es lo que sucede en el caso de la depresión). Como puedes intuir, se trata de un pez que se muerde la cola. Menos cortisol, menos energía, menos sociabilidad, más aislamiento, más oscuridad.

Otro gran grupo de problemas de salud mental con los que está relacionada la inflamación son los trastornos por estrés y ansiedad. Se podría decir que una cosa lleva a la otra, se retroalimentan. Lo podremos entender mejor si definimos el estrés como una alteración de la homeostasis en respuesta a acontecimientos negativos, cosa que puede terminar produciendo ansiedad, entendida como la anticipación de una amenaza futura. Desde el punto de vista cerebral el estrés y la ansiedad van a compartir neurotransmisor (noradrenalina) desde el *locus coeruleus* hasta la amígdala (encargada de generar miedo a situaciones estresantes). La inflamación también está presente en la ansiedad, con la disrupción del sistema gabaérgico y el déficit parcial sostenido de serotonina. Este conjunto de factores nos lleva a tener individuos en estado de hipervigilancia y miedo en los que las hormonas que promueven estados placenteros y de felicidad están completamente agotadas. Esta situación se ve de manera evidente en el trastorno por estrés postraumático y en el de ansiedad generalizada.

Glosario

- *Alguien voló sobre el nido del cuco*: novela de Ken Kesey (1962) y posterior película (1975) que retrata la vida dentro de un hospital psiquiátrico, en el que se llevaban a cabo con los pacientes métodos muy poco ortodoxos. Brillantemente interpretada por Jack Nicholson.
- Trastorno bipolar: enfermedad psiquiátrica caracterizada por la alternancia de episodios de manía (euforia, impulsividad o hiperactividad) y episodios de depresión (tristeza, anhedonia o fatiga).
- Esquizofrenia: trastorno psiquiátrico con síntomas psicóticos como alucinaciones, delirios o pensamiento desorganizado.
- *Background* inflamatorio: fondo inflamatorio no percibido.
- Glándula suprarrenal: órgano bilateral de pequeño tamaño situado encima de los riñones, encargado, entre otras funciones, de producir las hormonas del estrés.
- *Locus coeruleus*: región del tronco encefálico que produce noradrenalina, y que regula el estrés y la vigilancia.

PARA RECORDAR

- La inflamación está directamente ligada con ciertos problemas de salud mental. Es una situación patológica que se retroalimenta, pues la inflamación empeora la presentación de patología mental, y la evolución de la patología mental genera más inflamación a largo plazo.
- La inflamación crónica reduce la serotonina, la dopamina y la GABA, aumentando la ansiedad, la depresión y la neurotoxicidad por glutamato.
- Las alteraciones en la secreción de cortisol son clave para explicar los problemas de salud mental. El hipercortisolismo guarda relación con la ansiedad y el insomnio, mientras que el hipocortisolismo influye en la fatiga y la depresión.
- Un ciclo desregulado de cortisol-melatonina afecta el sueño, la regeneración celular y la respuesta inmune, perpetuando la inflamación.
- Los neurotransmisores están íntimamente conectados en el espacio sináptico, siendo muchos de ellos precursores de los que harán una acción opuesta para así conseguir un correcto equilibrio.

QUÉ PUEDES HACER TÚ

- Evita el consumo directo o indirecto de tóxicos bajo cualquier concepto. La alteración que se produce en tus neurotransmisores en ocasiones no es reversible y puede inducir a que aparezcan enfermedades psiquiátricas latentes o a que empeoren en el caso de que ya se hubiesen manifestado.
- El uso de fármacos destinados a problemas de salud mental debería estar supervisado en todo

momento por un profesional en patología psiquiátrica.
- Cuida tus ritmos circadianos y adapta tu vida a ellos en la medida de lo posible; es clave que exista un correcto equilibrio entre el cortisol y la melatonina para no desarrollar tristeza exagerada o hipervigilancia inmotivada.
- No dejes de lado a nadie afectado por un problema de salud mental. La falta de socialización y el estigma es lo que más les perjudica y lo que peor pronóstico aporta a la evolución de la enfermedad.
- No caigas en el desánimo si estás afectado por una patología psiquiátrica. Se trata de algo muy habitual, y me atrevería a decir que, por mal que suene, es lo normal con el ritmo de vida y la desensibilización social reinante. Compártelo con tu círculo de confianza, no te autodiagnostiques y déjate asesorar por profesionales.

LA ANÉCDOTA → Recuerdo con mucha nostalgia un caso clínico que me marcó sobremanera. Era yo todavía residente de medicina interna y estaba trabajando en la unidad de cuidados intensivos cuando nos ingresaron a un paciente en un estado de *status comicial* (crisis epilépticas continuadas) que debía ser atendido en una unidad de críticos por la dificultad que entrañaba controlar el cuadro dentro de la hospitalización convencional. Yo fui el encargado de recibir al paciente y elaborar el diagnóstico y el plan terapéutico. Estuve leyendo con detenimiento su historia clínica y me llamaba la atención que, a pesar de ser un hombre joven (de unos cincuenta años), sin un claro diagnóstico psiquiátrico, en su historia clínica constaba que tenía grandes déficits cognitivos y un empobrecimiento que lo había llevado a entrar en una residencia para personas con problemas mentales, después de haber estado ingresado en varios hospitales psiquiátricos. Estuve ahondando en su historia clínica y, al parecer, le habían intervenido de pequeño de unos aneurismas cerebrales con una especie de silicona que había dejado el aneurisma obliterado sin riesgo alguno de que pudiera romperse y sangrar (lo cual hubiera sido fatal para nuestro paciente). No obstante, recientemente yo había leído que existían enfermedades autoinmunes provocadas por ciertos bioimplantes (como la que puede darse a causa de los bioimplantes mamarios de silicona), y después de haber estabilizado al paciente decidí hacerle una resonancia magnética cerebral. Curiosamente, en esta prueba se veían focos inflamatorios alrededor de los aneurismas llenos de silicona. Si bien el radiólogo me comentaba que podrían guardar relación con las crisis epilépticas que había tenido recientemente, no pudo descartar que hubiera un fondo inflamatorio crónico a nivel cerebral. Estuve estudiando toda la noche. A la mañana siguiente, en el pase de guardia, expliqué a mis compañeros todo lo que había elucubrado sobre el ingreso del día anterior, y recibí mucho ánimo de parte de todos ellos, pero también un cierto punto de escepticismo. Aun así (ya me vais conociendo) conseguí convencer al equipo de que administráramos una alta dosis de tratamiento inmunosupresor al paciente aprovechando que lo teníamos plenamente monitorizado al estar en una unidad de cuidados intensivos. Tras el tratamiento, nuestro paciente experimentó una mejora increíble, hasta tal punto que pudo volver a comunicarse con sus padres, recuperar algunas funciones que había olvidado (leer y escribir) y razonar con nosotros sobre lo que estaba sucediendo. Luego le perdí la pista... Creo que sufrió una recaída y volvió a empeorar, aunque nunca pude olvidar esos días en los que pareció despertar de un trance infinito.

PARA SABER MÁS:

Me permito la licencia de recomendarte mis cinco libros favoritos sobre filosofía:

- *El mundo de Sofía*, de Jostein Gaarder → Deliciosa novela de mi juventud en la que se repasan todos los autores relevantes de la filosofía a través de unas cartas anónimas dirigidas a una niña de catorce años.
- *El extranjero*, de Albert Camus → Una novela fundamental del existencialismo y el absurdo.
- *La insoportable levedad del ser*, de Milan Kundera → Reflexiones sobre el destino y sobre la presencia de moral que debería guiar nuestras acciones.
- *Ficciones*, de Jorge Luis Borges → Colección de relatos en los que se trata de manera preponderante la filosofía y la metafísica. Totalmente imprescindible.
- *Sapiens: de animales a dioses*, de Yuval Noah Harari → Un apasionante repaso a la historia de la humanidad y la biología desde un punto de vista eminentemente filosófico.

Inflammaging

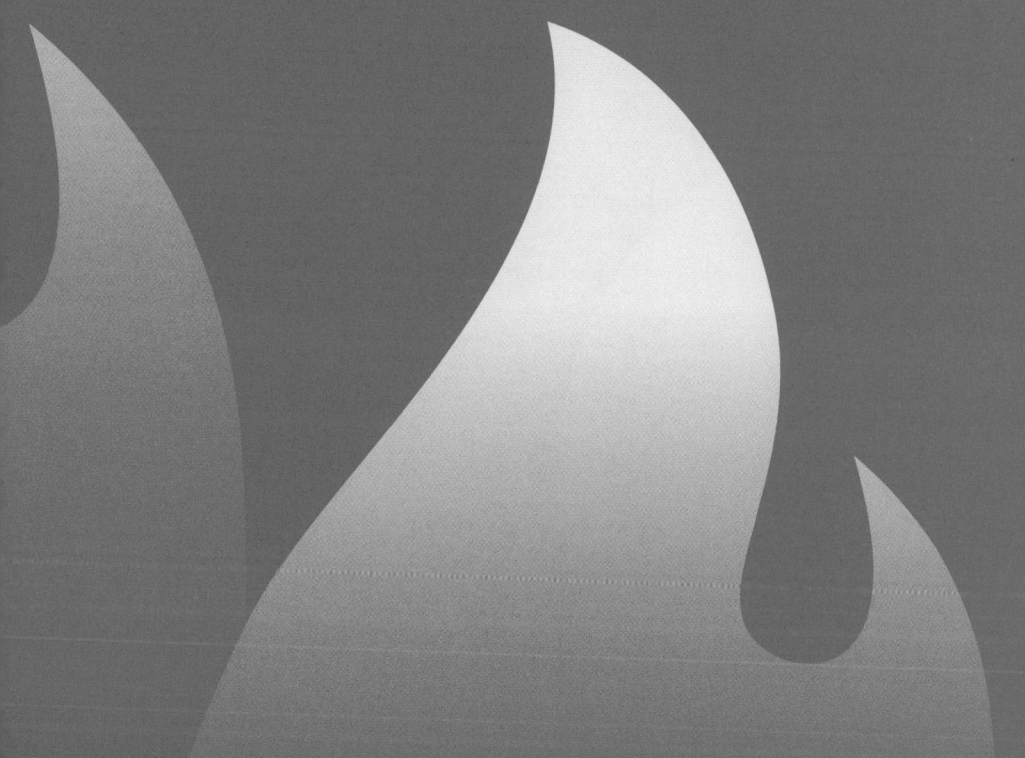

Envejecer o inflamarse

En el imaginario colectivo, el envejecimiento es un proceso natural, aceptado y bien visto por muchas sociedades y culturas. La línea temporal que marca hitos desde nuestro nacimiento hasta la muerte establece que en algún momento identificarás (o ya has identificado) un cierto declive físico (y, más tarde, cognitivo). Aceptas las reglas del juego, «solo se vive una vez», y mientras te dejas llevar, esquivas como puedes el bombardeo publicitario de terapias antienvejecimiento, planes de pensiones o residencias para la «tercera edad». No necesitas más publicidad engañosa ni coacciones sobre cómo disfrutar de tu senectud. No obstante, no somos inmunes al anhelo perenne de vivir unos años más en las mejores condiciones posibles. Disfrutar con toda la perspectiva aprendida de un tiempo de pausa y reflexión, con energía y vitalidad. Y aquí es donde tiene cabida el concepto de *inflammaging*, término médico que hace referencia a la inflamación crónica de bajo grado relacionada con el envejecimiento.

Ahora mismo suena en mis auriculares *Forever Young*, de **Alphaville**, curiosa paradoja inintencionada. Te lo comparto (e inmortalizo) por lo adecuado que me ha parecido llevar una de mis canciones favoritas al texto donde estamos debatiendo si hay que resignarse a envejecer o rebelarse contra ello. Alguna de las mejores frases de la canción: «Déjanos morir jóvenes o déjanos vivir para siempre», «¿De verdad quieres vivir para siempre?», «Deseando lo mejor, pero esperando lo peor», «Es tan difícil envejecer sin una causa...». Veamos:

- **«Déjanos morir jóvenes o déjanos vivir para siempre»:** vaya dilema biológico. Nada más comenzar la canción tenemos que decidir si queremos vivir intensamente sin atender a las señales de alerta de nuestro organismo o si preferimos pausar la frugalidad del momento para escuchar a nuestro cuerpo. Si bien es cierto que la juventud (divino tesoro) es un escudo capaz de casi todo, es peligroso e iluso creer que permanecerá inquebrantable. Ya has podido ver en los capítulos previos cómo partimos con una elevada capacidad de eliminar nuestras células dañadas, reparar genes, destruir microorganismos invasores y generar nuevos tejidos. Esta facilidad para eliminar partes dañadas de nuestro organismo (conocida como «autofagia») se va atenuando con el paso de los años, por lo que cada vez más se acumulan células defectuosas o proteínas con errores de conformación o función. Nuestro joven y valiente sistema inmune puede con todo sin perder el control, y, gracias a la tolerancia inmunológica de los primeros años de vida, es muy raro que aparezcan focos inflamatorios inmotivados. Todo ello nutrido de un sistema energético muy potente, con las mitocondrias funcionando a pleno rendimiento. De la misma manera, nuestra microbiota es variada y estable, capaz de modular la inflamación desde la barrera intestinal que conforma. Por último, y quizá lo más importante, la regeneración celular llevada a cabo por las células madre es eficiente, rápida y constante. ¿Hasta cuándo? Pues probablemente durante toda nuestra vida, aunque no hay que omitir que su declive se inicia ya entre los veinticinco y los treinta años. Con el paso del tiempo su eficacia disminuirá, y en condiciones normales lo suyo es que se vayan acumulando daños en el ADN por estrés oxidativo y por un ambiente inflamatorio que terminará destruyendo a las **células madre** y agotando ese nicho finito.

- **«¿De verdad quieres vivir para siempre?»**: esta pregunta nos sentencia sea cual sea nuestra respuesta. Lo que es seguro es que la inflamación va a convertirse en esa asesina silenciosa que condicionará los peajes que tengamos que pagar. Las lesiones sobre las paredes de los vasos sanguíneos nos pondrán en riesgo de que aparezca un infarto de miocardio o un ictus. A su vez, el daño sostenido sobre el tejido neurológico provocará que se acumulen proteínas de depósito dañinas en nuestras neuronas, generando diferentes tipos de demencia como el alzhéimer o la **demencia vascular**. Otro gran aliado de la inflamación es el cáncer. Fenómenos inflamatorios van a dañar el ADN de las células, haciéndolas más proclives a acumular errores irreversibles que se pueden transformar en mutaciones que condicionen una proliferación descontrolada de las células mutadas. Este entorno inflamatorio plagado de citoquinas, como el factor de necrosis tumoral alfa, inducen la formación de **neovasos** (neoangiogénesis) que nutrirán al tejido tumoral para alimentarlo y hacerlo crecer lo más rápido posible. Por último, hay que tener en cuenta que los daños sobre el tejido óseo, cartilaginoso y muscular se transforman en la aparición de **artrosis** con dolor articular y movilidad reducida de la articulación, o sarcopenia, que conlleva una pérdida de masa muscular y debilidad. Así que, como has visto, para disfrutar de seguir sumando años hay que tener muy presente que, si no controlamos la inflamación, la longevidad se convierte en un sufrimiento, no en un privilegio.

- **«Deseando lo mejor, pero esperando lo peor»**: la inflamación crónica nos recuerda nuestra vulnerabilidad en forma de pequeñas lesiones que van a tardar en curarse: fatiga inexplicable, dolor articular de predominio nocturno y alteraciones leves en la analítica rutinaria. Con el paso del tiempo las lesiones son un poco más graves, las circunstancias hacen que debas someterte a alguna cirugía programada (o incluso urgente) y se detecta algo en tus análisis que hay que monitorizar un tiempo. De repente eres más propenso a las infecciones, o incluso te llegan a diagnosticar una enfermedad crónica. Con el paso de los años te das cuenta de que la piel seca y muchas otras alteraciones cutáneas pueden traducir inflamación. Entiendes, por fin, que la pérdida del pelo no solo era por el estrés, sino que los cambios hormonales e inflamatorios también están influyendo en ello. Observas la flaccidez de algunas partes de tu anatomía, y, a pesar de que no buscas un «cuerpo de revista», sabes que la pérdida del colágeno ha debilitado tus tejidos de soporte. Con el tiempo, cambios hormonales como la menopausia en el caso de la mujer terminarán por agotar la producción de estrógenos y esto puede incrementar la inflamación sistémica, la desmineralización ósea y el acúmulo de grasa visceral. En los hombres, la **andropausia** hace que disminuyan mucho los niveles de testosterona, favoreciendo que aparezcan situaciones patológicas como la sarcopenia, la resistencia a la insulina o las alteraciones del sueño. En etapas más avanzadas del envejecimiento, problemas de movilidad, de memoria o de socialización podrían empobrecer mucho tu día a día. Se ha instaurado lo que más temías cuando desatendías a tu cuerpo: las señales incipientes que aparecían en las analíticas y las leves molestias se han ido transformando en lesiones de difícil curación, y más adelante aparecerán los problemas hormonales, osteomusculares y cardiovasculares. Finalmente, el deterioro cognitivo y el aislamiento pueden dejarnos sin mucho margen de maniobra. Y, llegados a este punto, respiramos, hacemos una pausa y, sin añadirle más drama que el que tiene *per se* el envejecimiento, tomamos conciencia de que, más allá de este hito, la inflamación, de uno u otro modo, pondrá en riesgo nuestra funcionalidad y la vida en sí. De manera que, mientras lees estas líneas, seguro que no te resulta difícil llegar a la conclusión de que hay muchas cosas que puedes implementar en tus hábitos para minimizar los riesgos y maximizar un buen envejecimiento. Sigamos con la lectura.

- «**Es tan difícil envejecer sin una causa...**»: y qué mejor causa que preservar tu salud. Llegados a este punto del capítulo, después de haber leído el apartado anterior, hemos de buscar un propósito para que no solo sea tinta en papel o píxeles en pantalla. Como buen lector o lectora, sabes que, cuando el autor de una novela complica la trama y pone trabas al protagonista, es posible que este tenga un as en la manga para revertir la situación. Así pues, hemos descrito a una persona que en su década de los veinte-treinta empieza a tener problemas sutiles o leves alteraciones analíticas, entre los treinta-cuarenta aparecen autoanticuerpos o signos de inflamación, entre los cuarenta-cincuenta declive hormonal y resistencia a la insulina, entre los cincuenta-sesenta predisposición a las infecciones o al cáncer, entre los sesenta-setenta pérdida de masa musculoesquelética, entre los setenta-ochenta deterioro cognitivo y funcional..., y, claro está, acumulando en cada década los problemas de la anterior. Tenemos a nuestro protagonista enfrentando el propósito de vivir desde la más temprana adolescencia o ya desde el otoño de nuestra vida con control sobre su senectud. Vamos a ello.

Empezamos el camino para controlar el deterioro que causa la inflamación desde la prevención más espartana. Entrenar a nuestro cuerpo con automatismos sobre salud modificará nuestra **epigenética**, reprogramando el organismo para ser más duradero y eficaz. Hasta la década de los cuarenta, aprovechamos el exceso de energía y la preponderancia de **hormonas esteroideas** para mantener una actividad aeróbica constante y regular. Gracias a ello vamos a aumentar el número y la eficiencia de las mitocondrias, y también la energía disponible que tendremos en forma de

ATP. Este incremento de la actividad mitocondrial activará la destrucción de mitocondrias disfuncionales, que habrían acelerado el envejecimiento celular. El hecho de hacer ejercicio regular aumentará la actividad de proteínas, como pueden ser las **sirtuinas**, que reparan el ADN y mejoran la resistencia al estrés oxidativo, con lo que se limitará la probabilidad de presentar mutaciones en nuestras células. El entrenamiento regular hará que nuestro tejido muscular sea más eficiente y que capte la glucosa del ambiente, previniendo la resistencia a la insulina y el síndrome metabólico, situaciones que hacen que nuestro sistema musculoesquelético envejezca, o incluso que también lo hagan glándulas como la tiroidea o el páncreas. Los cambios circulatorios y la formación de vasos sanguíneos para irrigar mejor a los tejidos aumentarán el flujo de oxígeno en órganos clave como el cerebro, el ojo, el corazón o incluso la piel. A nivel cerebral se producirán **factores neurotróficos** derivados del movimiento constante, con lo que mejorará la plasticidad neuronal y el número de neuronas interconectadas. La piel deberá adaptarse a los cambios de estiramiento y presión con producción de más **colágeno** y **elastina**, retrasando el envejecimiento de los tejidos conectivos. En este periodo, el hecho de practicar ejercicio aeróbico viene a sedimentar una base sobre la que construir ejercicio de fuerza, que evidentemente deberemos incorporar lo antes posible, aunque sobre un organismo bien preparado para ello a nivel metabólico.

Más allá de los cuarenta existe una pérdida gradual de masa muscular (aproximadamente un 1 por ciento cada año si no se entrena fuerza), en parte debida a la reducción progresiva de hormonas anabolizantes (descenso de los niveles de testosterona, **GH** e **IGF-1**) y en parte, también, por el mayor nivel calórico inutilizado que lleva al sedentarismo y al anquilosamiento. Otro factor importante que valorar es cómo la falta de actividad hace que se adelgacen los cartílagos y se pierdan las almohadillas que forman las articulaciones. Debido a ello, el ejercicio aeróbico intenso donde exista un impacto repetitivo sobre las articulaciones las puede lesionar con mayor facilidad. ¡Ojo! Esto no quiere decir que con setenta años no puedas dedicarte a correr maratones, sino que simplemente deberás priorizar el cuidado de las articulaciones ante el riesgo de que los impactos no empeoren una artrosis u osteoporosis, o aceleren su creación. Idealmente podríamos hablar de un 70 por ciento de fuerza y un 30 por ciento aeróbico en fases más tardías de la adultez. Por último, la dificultad para conciliar el sueño de esta etapa de la vida será parcialmente compensada por el agotamiento muscular extremo, priorizando la regeneración de tejidos y la preservación del ciclo vigilia-sueño.

El otro gran automatismo que hay que aplicar desde el minuto cero es el hábito dietético y la relación con los alimentos. Sabemos que, como buen holobionte hambriento, nuestro organismo pluricelular está ávido de energía en forma de azúcares y reservas de grasa. Pero también sabemos que esto termina impactando sobre la capacidad del cuerpo para responder a la secreción de insulina, disminuyendo el metabolismo y la degradación de los hidratos de carbono, y priorizando que se generen reservas en forma de triglicéridos. Estas grasas terminan siendo un órgano inflamado que nos desgasta de manera silenciosa y acelera nuestro envejecimiento. Así pues, cuando tenemos una alta demanda energética (por mucho que nuestro cuerpo nos pida más y más azúcar), conviene que vayamos entrenando lo que deberemos practicar el resto de nuestra vida:

- Dieta alta en vegetales, pescado azul, frutos secos, **AOVE** o frutos del bosque.
- Estudiar las propiedades y utilidades de algunas especias antiinflamatorias como la cúrcuma o el jengibre.

- Sensibilizarse con alimentos probióticos para ir cuidando nuestro huerto intestinal de bacterias.
- Más allá de los cuarenta, poner énfasis en asegurar una cantidad suficiente de proteína para seguir formando masa muscular, así como añadir más grasas saludables como el aguacate, reduciendo el número de carbohidratos refinados.

Hemos hecho esta diferenciación con la edad, el nivel de actividad física y los hábitos nutricionales por las características osteomusculares y la demanda energética de los individuos en función de su edad. No obstante, tengamos presente que el resto de las acciones preventivas y de tratamiento son transversales a cualquier edad.

Algo que también es importante y que mencioné por encima hace unas páginas son las relaciones sociales. Está comprobado que estas son esenciales para mantenernos dentro de un clan, de un grupo de individuos que colaboran de forma colectiva, y para sentirnos parte activa de él. Nuestros antepasados nos enseñaron que la interacción con los iguales era tan importante que incluso llevaron a la evolución a desarrollar neuronas espejo.

¿SABÍAS QUÉ? Las neuronas espejo juegan un papel fundamental en la empatía, el aprendizaje y la imitación. Su función es la de hacernos aprender a partir de la observación e imitación de nuestros semejantes. De hecho, al ser mamíferos que interactúan estrechamente en pequeños grupos o parejas, se crean automatismos de repetición que generarán plasticidad neuronal de fondo. Vamos, un potente *background* antiinflamatorio para nuestras neuronas. Gracias a las neuronas espejo podremos comprender intuitivamente las intenciones y emociones ajenas, y esto las hará fundamentales para la cohesión social y la cooperación. Seguro que has escuchado que dos personas, por muy enfrentadas que estén, no pueden pasar más de cuatro minutos cara a cara sin empatizar con su oponente. Esto fue explicado de forma experimental por Arthur Aron y su equipo, en 1997. Publicaron sus hallazgos en la revista *Personality and Social Psychology Bulletin*. En dicho estudio, los participantes se iban haciendo preguntas cada vez más personales, para terminar después de la entrevista mirándose fijamente durante cuatro minutos. Todos los miembros del estudio crearon algún vínculo afectivo, e incluso se formó una pareja que terminó casándose (he encontrado que hasta los autores del estudio fueron invitados a la boda). Todo esto demuestra que las interacciones sociales, además de los beneficios obvios vinculados a posibles actividades de ocio y la creación de vínculos emocionales, hacen que protejamos a nuestro cerebro del envejecimiento al liberarse oxitocina y reducirse el exceso de cortisol. Gracias a ello, mejorará la regulación del estrés, la inflamación y el bienestar psicológico. Como contrapartida, es conocido que el aislamiento social se asocia con un aumento de marcadores proinflamatorios y un mayor riesgo de enfermedades crónicas.

El otro gran factor *anti-aging* es la calidad del sueño y el respeto de los ritmos circadianos. Como vimos en capítulos anteriores, la sincronización con los picos de cortisol y melatonina serán básicos para mantener al organismo a las revoluciones correctas durante el día y en un estado de reposo profundo cuando desaparece la luz natural. No son pocos los estudios que relacionan la falta de sueño con los problemas cardiovasculares, incrementándose el riesgo de ictus en un 25 por ciento en personas que se acuestan más allá de medianoche, o un 12 por ciento en aquellas que lo hacen después de las 23.00. Por otra parte, diferentes estudios indican que el sueño insuficiente impide la eliminación de la proteína beta-amiloide, vinculada con el desarrollo del alzhéimer. Otro estudio interesante publicado en *Proceedings of the National*

Academy of Sciences (PNAS, 2017) demostró que dormir seis horas o menos acelera la expresión de genes relacionados con el envejecimiento y la inflamación.

Glosario

- Alphaville: banda de pop alemana de los años ochenta.
- Células madre: células con potencial para desarrollarse y formar cualquier estirpe celular.
- Demencia vascular: deterioro cognitivo asociado al daño crónico sufrido por los vasos sanguíneos en pacientes con factores de riesgo cardiovascular.
- Neovasos: nuevos vasos sanguíneos que se forman en el caso de los tumores para nutrirlos y facilitar su expansión.
- Artrosis: proceso de desgaste de la articulación que cursa con adelgazamiento del espacio articular, pinzamientos y dolor crónico.
- Andropausia: periodo en la vida del varón en el que la producción de hormonas masculinas cesa de modo progresivo.
- Epigenética: cambios en la expresión de los genes inducidos por el entorno y el estilo de vida.
- Hormonas esteroideas: hormonas derivadas del colesterol, como los glucocorticoides, los mineralocorticoides, los andrógenos, los estrógenos y los progestágenos
- ATP: adenosín-trifosfato. Moneda energética que usan las células.
- Sirtuinas: proteínas relacionadas con la regeneración celular y el metabolismo energético.
- Factores neurotróficos: proteínas que promueven la salud neuronal.
- Colágeno: proteína de sostén del tejido conectivo que da soporte a estructuras como la piel, el músculo o el hueso.

- Elastina: proteína del tejido conectivo que proporciona elasticidad a la piel.
- GH: hormona del crecimiento. Es producida por la hipófisis y regula todos los procesos de crecimiento de nuestro organismo.
- IGF-1: factor de crecimiento insulínico tipo 1. Hormona regulada por la GH, implicada en el crecimiento celular, la reparación tisular y el metabolismo
- AOVE: aceite de oliva virgen extra.

¿Podemos rejuvenecer?

Recuerdo haber escrito en algún momento planteándome la disyuntiva entre si debemos intentar rejuvenecer o si quizá debiéramos centrarnos en un envejecimiento saludable. Sigue pareciendo ciencia ficción pensar que, en un futuro no muy lejano, podremos ralentizar el paso del tiempo y revertir el efecto de los años sobre nuestro organismo. Creo que, más allá de disertaciones filosóficas (de las cuales ya hemos cubierto el cupo) acerca de la idoneidad de «manipular» el tiempo, la ciencia nos ofrece un gran abanico de estrategias en desarrollo para «congelar el tiempo», o incluso reescribir lo vivido. Para poderlo entender, primero debemos explicar qué mecanismos subyacen en el envejecimiento celular.

- CÉLULAS ZOMBIS: imaginemos circular por el organismo a través de los vasos sanguíneos e ir encontrando en el camino células que no interaccionan con su entorno, pero que tampoco son depuradas como células muertas. Veremos, pues, una célula aparentemente sana, pero cuando vayamos a interrogarla o contactemos con ella no responderá. Estas células han perdido la capacidad de dividirse y son un lastre desde el punto de vista metabólico, porque siguen utilizando energía en detrimento de otras células de su entorno. Las llamamos «células zombis», también conocidas como «células senescentes», y serán la principal amenaza para acumular daño en nuestro organismo o para perpetuar mutaciones. Además, son unas excelentes productoras de inflamación, perjudicando su entorno y multiplicando el número de células zombis a su alrededor, tal y como sucedería en una película de este género de terror. Son capaces incluso de producir proteínas inflamatorias como las citocinas proinflamatorias (IL-6, IL-1β, TNF-α) o las **metaloproteasas** (MMP), que degradan la matriz extracelular. Estas células se han relacionado no solo con el envejecimiento, sino también con el riesgo de desarrollar cáncer, osteoporosis o demencia. Algunos de los tratamientos para combatir estas células zombis se conocen con el nombre de «senolíticos» (cuando las destruyen) o «senomórficos» (cuando modulan su actividad y la inflamación).

- Vía mTOR (*mammalian target of rapamycin*): esta vía es una ruta de nuestro organismo para modular el crecimiento de células y tejidos, así como para controlar una parte muy importante del metabolismo energético. Es capaz de coordinar las respuestas de las células a los cambios de nutrientes o a los **factores de crecimiento** de su alrededor, siendo clave para determinar si una actividad celular se limita definitivamente o se perpetúa en el tiempo. Vamos, que decide si hay que apretar el acelerador de nuestro metabolismo. Sin demasiada dificultad, la vía del mTOR es capaz de regenerarnos y hacernos crecer, siempre y cuando se den unas condiciones ideales para su activación. Podríamos pensar que su actuación es netamente positiva, y que cuanto más, mejor. Pero no es exactamente así, dado que un exceso de actividad de la mTOR llevará al cuerpo humano a una activación exagerada para llegar al máximo rendimiento, acelerando de forma secundaria el envejecimiento celular. En el cuerpo humano, como todo en la vida, el equilibrio es una virtud (hasta en las vías de señalización metabólicas).

- TELÓMEROS: el ADN es un material precioso guardado a buen recaudo, lo encontraremos muy bien empaquetado dentro del núcleo de las células en forma de cromosomas. Ese ADN contiene absolutamente toda nuestra información genética, incluidos los genes que codifican la información de nuestros antepasados. También codifica la producción de proteínas de nuestro día a día, como una brújula invisible, y además es dueño de nuestro destino, ya que los cambios que se vayan produciendo en él debido a la epigenética serán determinantes en la expresión de los genes de nuestro futuro. Algunos escépticos nos hablarían de las regiones interminables de repeticiones de nucleótidos, y de su significado en el envejecimiento y la longevidad, como si todo fuera una simple cuenta atrás. Estas secuencias repetitivas en los extremos de nuestros cromosomas son los telómeros, esenciales para controlar el crecimiento celular. No debemos considerarlos un mero relleno de material genético, porque son mucho más que eso, ya que al estar en los extremos de los cromosomas consiguen que nuestra información se mantenga a salvo durante la división celular. Pero eso no es todo: gracias a ellos podemos controlar el número de divisiones que una célula va a realizar en su vida útil, al acortarse con cada nueva división. En un momento dado, dentro de los telómeros se generará una señal inequívoca de que esa célula ya no puede dividirse en más clones y, de modo irremediable, se activarán los mecanismos de muerte celular programada o apoptosis.

¿SABÍAS QUÉ? La apoptosis (del griego «separar» y «caída») fue descrita por primera vez en 1972 por John Kerr, Andrew Wyllie y Alastair Currie en un artículo publicado en la revista *British Journal of Cancer*. Estos investigadores observaron cómo las células, en lugar de hincharse, se encogían al morir. Acostumbrados a ver un reguero de destrucción acompañando a la muerte celular, les sorprendió contemplar el trance en el que entraban las células antes de morir de forma programada. Se iban haciendo cada vez más pequeñas, y el núcleo terminaba fragmentándose en muchos pequeños trozos. Yendo un poco más al detalle, esto sucede porque se activan receptores de muerte celular de membrana (sí, un nombre muy literal), que desencadenan la activación de unas proteínas llamadas «caspasas», enzimas capaces de cortar las proteínas de las células, deshaciendo el esqueleto y la forma de estas. Esta muerte celular programada es importantísima para controlar células cancerosas o para eliminar las células zombis de las que ya hemos hablado. Finalmente, cuando se lesionan las membranas de las células de manera irreversible, los **fosfolípidos de membrana** quedarán expuestos, y las células del sistema inmune los reconocerán y terminarán por destruir los restos celulares.

- FACTORES DE YAMANAKA: ¿qué pensarías si te dijera que las células pueden hacer un viaje atrás en el tiempo? Probablemente que exagero, que es un gancho para este capítulo. Pues bien, el ilustre científico japonés Shinya Yamanaka tiene algo que decirnos sobre ello. Yamanaka y su equipo descubrieron en 2006 una lista de **genes** (OCT4, SOX2, KLF4, c-MYC) fundamentales para hacer retroceder a las células en su historia natural, cambiando su programación. En pocas palabras, las devolvía al inicio de nuestra vida. Cambiamos una célula diferenciada adulta por una célula madre indiferenciada capaz de todo. No obstante, no se trata de un mecanismo como los anteriores que hemos descrito, en los cuales nuestro organismo puede modular la velocidad con la que envejece. Los factores de Yamanaka son genes que están activos en el embrión en las primeras etapas del desarrollo, y terminan desactivándose cuando las células ya tienen un camino marcado de diferenciación y función. De hecho, en la edad adulta se les ve actuando en algunos cánceres, promoviendo la formación de células madre cancerosas, capaces de crecer incontroladamente. El umbral de la ciencia en este sentido es poder manipular estos factores en el ser humano (como ya se ha hecho en ratones) para tener todo tipo de tejidos, con la infinidad de aplicaciones terapéuticas que se puedan llegar a imaginar.

Glosario

– Metaloproteasas: proteínas encargadas de degradar la matriz celular.
– Factores de crecimiento: proteínas esenciales para el crecimiento de tejidos.
– Cromosomas: empaquetamiento del ADN en el interior del núcleo celular.
– Nucleótidos: unidades básicas del ADN.
– División celular: mecanismo por el cual las células se dividen en dos para multiplicarse y regenerarse.
– Fosfolípidos de membrana: moléculas que conforman las membranas celulares a modo de interfaz entre el interior y el exterior de la célula.
– Genes: secuencias de ADN que codifican una o varias proteínas.

En busca de la fuente de la eterna senectud

La fascinación del ser humano por la posibilidad de permanecer siempre joven, o si eso no fuese posible, al menos alargar la vida el máximo tiempo disponible, es algo que viene sucediendo desde el principio de los tiempos. Desde la **ambrosía** que bebían los dioses griegos para permanecer inmunes al paso del tiempo hasta la búsqueda por parte de **Ponce de León** de la fuente de la juventud de **Herodoto**. La fuente de la vida que nunca llegó a encontrar **Alejandro Magno**, la planta de la juventud de **Gilgamesh** (que una serpiente le robó antes de que pudiera convertirlo en inmortal), o el elixir de la vida que buscaban infructuosamente los alquimistas chinos de la época de **Qin Shi Huang**. Pero de todas las búsquedas documentadas de la juventud eterna y de la inmortalidad, la que más puede servirnos para ilustrar nuestro capítulo es el mito de la diosa Eos y Titono. Podríamos titularlo como «la búsqueda de la eterna senectud». Eos, diosa griega del amanecer, tenía un amante llamado Titono, del cual estaba profundamente enamorada. En un acto de desesperación, pidió a Zeus la inmortalidad de su amado príncipe troyano. Zeus, acostumbrado a obrar de forma arbitraria, decidió dar una lección a Eos y concedió a Titono la inmortalidad, pero sin intervenir en el estado físico en el que la iba a alcanzar. Ella, cegada por el agradecimiento, no pensó en pedirle que se mantuviera siempre joven. El príncipe envejeció sin interrupción, quedando atrapado en un cuerpo totalmente atrofiado, esclavo de una perenne agonía. Cuenta la leyenda que Eos, finalmente, lo transformó en un saltamontes para que pudiera escapar del dolor que ella misma le había infligido sin querer al desear retenerlo consigo para siempre.

Llegados a este momento, creo necesaria la reflexión de hasta qué punto hemos perdido la perspectiva de qué es más importante, si preservar años de vida o incidir en la *calidad* de vida. Y esta aseveración tan obvia enciende debates en comités éticos, corrientes de pensamiento o núcleos familiares enfrentados sobre el destino de personas con enfermedades debilitantes, degenerativas, o simplemente que están viviendo los últimos días de una larga existencia. Pero... ¿y si Titono hubiera huido de su condena? ¿Y si fuéramos capaces de escribir nuestras líneas maestras en una eterna saludable senectud? ¿Quién quiere ser un saltamontes durante el resto de su vida? Vamos a jugar a imaginar, entrando en el terreno de la medicina ficción:

- **Vía AMPK (***adenosine monophosphate-activated protein kinase***):** se trata de la ruta metabólica por excelencia y se encarga de detectar los niveles de energía del organismo. Su principal función es la de optimizar el uso de energía en estados deficitarios. Esta función la enfrenta directamente con la vía mTOR, dispuesta a todo lo contrario, a despilfarrar por el bien de un organismo en crecimiento y expansión. Los factores que activan la vía del AMPK pueden ser el ayuno, el ejercicio físico de alta intensidad o la falta de oxígeno. Como ves, situaciones en las que el organismo no puede malgastar ni una kilocaloría. Esta activación lleva a incrementar la autofagia, esencial para reciclar componentes celulares dañados y usarlos como energía (entre otras cosas). A su vez, ello favorece que se eliminen otros detritus, como pueden ser las células zombis o las proteínas mal plegadas en el interior de células (por ejemplo, las que definen a la enfermedad de Alzheimer). La función de la AMPK viene determinada por la activación que ejerce sobre las mitocondrias, aumentando la eficiencia energética del organismo, mejorando la captación de glucosa por los tejidos y reduciendo los depósitos de grasa. Todo ello implica también mantener la inflamación a raya al reducir radicales libres de oxígeno y células dañadas o al mejorar la resistencia a la insulina. Interesante, ¿verdad?

- **Senolíticos y senomórficos:** el envejecimiento se va a caracterizar por la presencia de células senescentes (o células zombis, que ya conocemos), que irán aumentando con el paso de los años. Nos encontraremos con células disfuncionales circulando por el organismo y emanando inflamación por doquier. En su descargo podemos decir que estas células senescentes, en muchas ocasiones, entran en esta senescencia programada cuando detectan que pueden ser problemáticas, como en las ocasiones en las que se ha activado algún gen que las puede transformar en una célula tumoral. No obstante, como hemos dicho, contribuirán a la inflamación de fondo, deteriorando el sistema inmunológico y dañando a los tejidos en los que se depositen. Pues bien, estas células zombis no pueden morir nunca por sí mismas, pero sí que pueden transmitirnos una valiosísima información sobre por qué están continuamente esquivando la muerte celular programada. En la década de 2010 James Kirkland y Jan van Deursen consiguieron identificar las vías por las cuales estas células estaban continuamente activadas. Como es lógico, el siguiente pensamiento fue: «Si conseguimos actuar sobre estas vías de inmortalidad celular, podremos destruir células zombis sin dañar a otras células colindantes con un ciclo celular normal». Y así fue como consiguieron el desarrollo de senolíticos, fármacos capaces de bloquear las proteínas que hacían inmortales a las células zombis. Esto llevará a la destrucción de estas células que, según se ha descrito, comporta un aumento de la esperanza de vida en modelos animales, así como mejoras en la función cardiaca y una mayor protección en la salud del tejido óseo y cerebral. Existen otros fármacos que son de utilidad contra las células senescentes, como los senomórficos. Estos medicamentos no van a conllevar la muerte de las células zombis, pero sí bloquearán de forma eficiente la inflamación producida por ellas, protegiendo al organismo de los efectos secundarios de la inflamación.

- **Telomerasas:** como habíamos visto en el capítulo anterior, los telómeros son esas estructuras formadas por repeticiones de ADN situado en los extremos de los cromosomas, y que se irán acortando con cada ciclo celular, por lo que son un buen marcador como reloj biológico celular. En el cuerpo existen células como los espermatozoides, los ovocitos, las células madre o las células cancerosas, que de forma activa necesitan actuar sobre la longitud de sus telómeros. Esta actividad la llevan a cabo las telomerasas, proteínas capaces de alargar los telómeros, promoviendo una división celular infinita, una célula sin final. Este magno descubrimiento fue llevado a cabo por Elizabeth Blackburn, Carol Greider y Jack Szostak, lo que motivó que les entregaran el Premio Nobel de Medicina en 2009. Estos investigadores encontraron que en células normales del cuerpo la telomerasa no funciona, mientras que, en las células madre o en ovocitos y espermatozoides, la telomerasa permite que se vayan replicando de forma indefinida. Esto también los llevó al descubrimiento de uno de los mecanismos por los cuales el cáncer se activa a través de la actividad de las telomerasas. Por ello, siempre que se piensa en la telomerasa como una panacea para conseguir la eterna juventud, se debe poner sobre la mesa el riesgo manifiesto de que pueda transformarse en una célula cancerígena con divisiones infinitas.

¿SABÍAS QUÉ? Se ha descubierto que muchas especies de tortuga (como puede ser la tortuga gigante de las Galápagos) pueden vivir más de ciento cincuenta años, con una baja probabilidad de desarrollar un cáncer. Esto parece estar relacionado con la gran actividad de su telomerasa, que permite que sus células se regeneren continuamente sin que los telómeros se acorten.

- **CRISPR:** la técnica por excelencia de edición genética, que permite modificar el ADN a voluntad. Recuerdo haber estudiado con fascinación en primero de medicina cómo gracias a las CRISPR las bacterias podían modificar su ADN como adaptación a las infecciones por los virus. Estas CRISPR son enzimas capaces de cortar material genético y en su lugar añadir genes específicos, o simplemente reparar la sección cortada por genes sanos. Algo totalmente increíble en organismos unicelulares que nosotros hemos llevado a la excelencia con el objetivo de poder corregir enfermedades genéticas o modificar células inmunológicas para luchar contra el cáncer de forma dirigida. Pero... ¿puede ser utilizada la CRISPR para combatir el envejecimiento? Partiendo de que es posible modificar cualquier gen, sabiendo que existen genes relacionados con la longevidad, no debería ser un problema poder prolongar la vida gracias a esta tecnología. Algunos de los genes objetivo podrían ser el FOXO3, el SIRT6 o el TP53, relacionados con la resistencia al estrés celular, la reparación del ADN y el control de la senescencia celular, respectivamente. ¿Y por qué no se usa en humanos? Hoy en día sigue siendo un dilema ético modificar el genoma humano cuando no se hace con fines terapéuticos (curar enfermedades), sino por alargar la vida de forma artificial. Además, existen riesgos inherentes como la posibilidad de que aparezcan mutaciones o cánceres al editarse genes que puedan estar implicados en otros procesos del control de los ciclos celulares y la apoptosis celular. Hoy en día la combinación entre CRISPR y genes de Yamanaka parece la más segura a la hora de garantizar una longevidad controlada, sin riesgo de desarrollo de cáncer u otras mutaciones inesperadas.

¿SABÍAS QUÉ? En 2018 se aplicó la terapia CRISPR sobre dos embriones de gemelas para hacerlas resistentes al VIH. Al parecer el científico chino He Jiankui actuó por cuenta propia modificando el gen CCR5, relacionado también con mejoras en la memoria, lo cual provocó que se teorizara sobre la posibilidad de modificar genéticamente embriones humanos para hacerlos más inteligentes. Al fin se le condenó a tres años de prisión y su investigación fue prohibida por vulnerar principios éticos comunes a la comunidad científica actual.

Glosario

- Ambrosía: néctar que tomaban los dioses del Olimpo para mantenerse inmortales.
- Ponce de León (1474-1521): conquistador español que buscó la fuente de la eterna juventud en la actual Florida.
- Herodoto (484-425 a. C.): historiador griego que habló de la presencia de un pueblo en Etiopía (los macrobios) cuyos habitantes vivían eternamente al beber agua de un manantial sagrado.
- Alejandro Magno (356-323 a. C.): conquistador macedonio que, entre otras búsquedas épicas, también destinó sus investigaciones a encontrar la fuente de la eterna juventud.
- Qin Shi Huang (259-210 a. C.): primer emperador de China y fundador de la dinastía Qin. Trató de encontrar activamente el elixir de la inmortalidad, enviando expediciones en su búsqueda.

PARA RECORDAR

- El concepto *inflammaging* habla de cómo la inflamación de bajo grado se asocia con el envejecimiento, pues contribuye a que se acumulen errores en la autofagia, en la regeneración de células o en la función de las mitocondrias.
- El sistema inmune está en el centro del control de la inflamación, y, de forma secundaria, tiene su impronta en el envejecimiento al actuar sobre procesos de regeneración celular.
- El acúmulo de células zombis, el acortamiento de telómeros, la disfunción de las mitocondrias, la vía del mTOR o los daños en el ADN están relacionados con el envejecimiento.
- Algunos de los principales mecanismos del organismo para combatir el envejecimiento son la autofagia, la vía del AMPK, la acción de la telomerasa o los factores de Yamanaka.
- La edición genética tiene retos (y riesgos), con importantes dilemas éticos sobre la manipulación genética y la desigualdad de acceso a terapias genéticas.

QUÉ PUEDES HACER TÚ

- Controla la inflamación de bajo grado para combatir el envejecimiento poco saludable. Consulta a un nutricionista para priorizar el consumo energético en función de las demandas adecuadas según tu actividad diaria o tus planes de entrenamiento.
- Mantén una actitud crítica sobre productos milagro *anti-aging*. Consulta siempre a un profesional

de la salud sobre cualquier sustancia que quieran venderte (o que quieras comprar) y de la que te aseguren resultados casi milagrosos.
- Explora el concepto de «senectud saludable», incorporando a tus rutinas el ejercicio físico, el control sobre los ritmos circadianos y una actividad social constante, independientemente de tu edad.
- En la medida de lo posible, mantente informado sobre los avances en genética e incorpora a tu discurso los pros y contras de su aplicación, atendiendo fundamentalmente a los dilemas éticos actuales.
- Evita toxinas u otros agentes que aceleran el envejecimiento como pueden ser el tabaco, el alcohol, la exposición a contaminantes ambientales, la ingesta insuficiente de agua o el daño producido por la radiación ultravioleta.

LA ANÉCDOTA → Siempre me ha interesado profundamente el tema de la edición génica y sus aplicaciones en la medicina. Es por eso por lo que quiero aprovechar este pequeño altavoz para reconocer la actividad científica de Daniel Ramón Vidal, destacadísimo biotecnólogo valenciano con el que tuve el gusto de poderme introducir, cuando era adolescente, en el conocimiento de técnicas de biología molecular, y con quien también pude disfrutar de discusiones extremadamente enriquecedoras sobre la ética de la manipulación genética. El doctor Ramón, galardonado con el premio extraordinario de doctorado por la Universidad de Valencia, ha sido profesor en esta misma institución, así como investigador del CSIC y catedrático de Tecnología de los

Alimentos también en la Universidad de Valencia, entre otras cosas. En su libro *Los genes que comemos* se repasaban, ya en 1997, las diferentes técnicas de laboratorio para edición genética, así como las aplicaciones en la tecnología de los alimentos y la microbiota. Me encantaría poder mirar por un agujerito aquellas charlas sobre ética investigadora y aquellos dilemas del desarrollo de la genética; ver a un ilustre doctor premio extraordinario de doctorado y a un jovencito apasionado por la ciencia, que, veinticinco años después, pudo recoger también su premio extraordinario de doctorado y dedicárselo en parte al doctor Ramón, que ha inspirado a tantos científicos valencianos.

PARA SABER MÁS:

Para romper un poco con el academicismo de este capítulo, me permito recomendarte las principales películas sobre la terapia génica que tengo en la retina de mi filmoteca:

- *Gattaca* (1997): futuro distópico en el que se pueden diseñar humanos perfectos a través de la terapia genética. La película enfrenta a dos hermanos, uno de los cuales acumula problemas genéticos «humanos», mientras que el otro está a un nivel superior desde ese punto de vista.
- *Blade Runner* (1982): otra distopía en la cual la terapia génica se aplica para corregir enfermedades y retrasar el envejecimiento (¿de qué te suena?), creando seres conocidos como «replicantes», mejorados a nivel genético.
- *Elysium* (2013): futuro distópico nuevamente, en el que los ricos tienen acceso a la tecnología

médica que puede curar enfermedades mediante la manipulación genética. En la cinta se plantean los dilemas éticos de las diferencias de acceso a esta tecnología por parte de las diversas clases sociales.

- *La isla* (2005): nueva distopía futurista (se nota que me gusta el género, ¿eh?), en la que los residentes de una isla que no ha sufrido los efectos de un desastre ecológico mundial se darán cuenta de un terrible secreto que los conecta con el exterior.
- Por último, el documental *Selección antinatural* (2019), donde se repasan todos los temas polémicos sobre la edición génica y el acceso a ella en situaciones poco reguladas, como cuando se produce por parte de grandes corporaciones, personas con inmensas fortunas o incluso científicos que trabajan clandestinamente.

Epílogo. Rutina antiinflamatoria

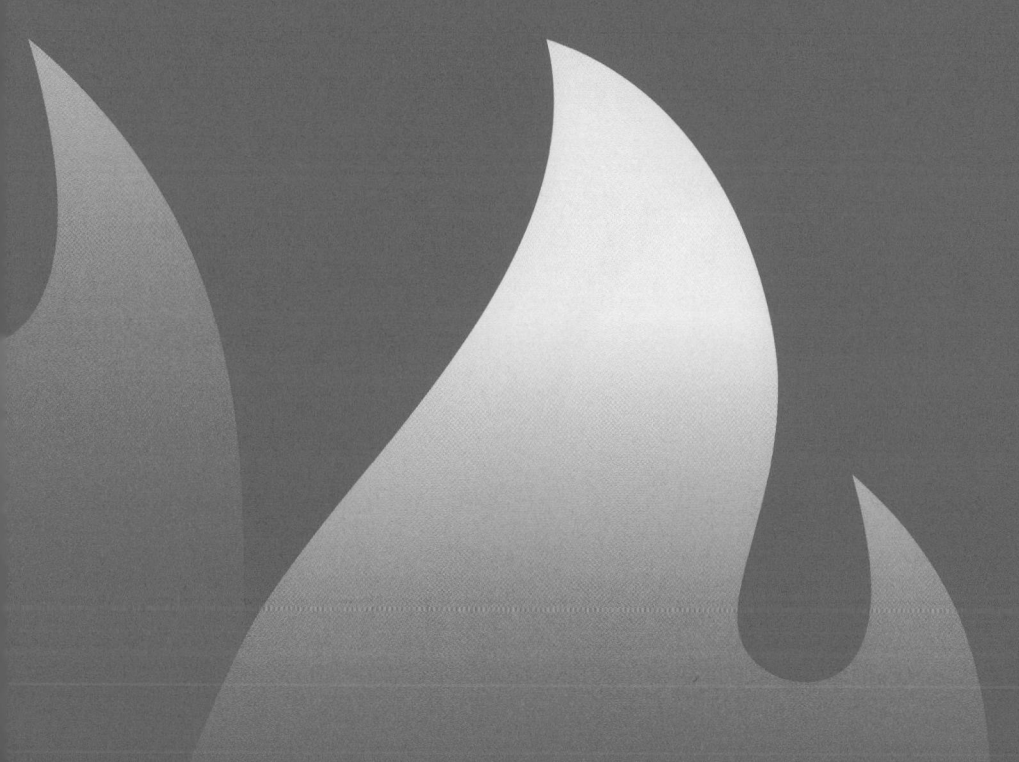

Sedentarismo: atrofia y daño óseo

Que el cuerpo humano está diseñado para moverse es un hecho. Sin embargo, nos movemos menos que nunca. Puede parecer razonable pensar que la comodidad y el placer se relacionan con un buen sofá, una televisión encendida y toda una serie de cachivaches automáticos que nos facilitan la rutina del día a día. Desde el punto de vista evolutivo, acostumbrados a periodos de escasez de alimentos, conservar la energía siempre ha sido una buena idea. Pensemos, además, en lo difícil que era conseguir grandes cantidades de alimentos (caza, recolección, exposición a depredadores), y lo importante que era regenerar al máximo nuestro organismo después de grandes esfuerzos. Así pues, desde nuestros comienzos como especie, supimos que un gasto de energía innecesario nos podía penalizar hasta el punto de poner en riesgo nuestra vida. Quizá por la misma razón, aunque no podemos huir de la necesidad biológica del movimiento, hemos sido programados para aprovechar al máximo el descanso y el confort.

¿Qué beneficios tiene el movimiento sobre nuestro sistema musculoesquelético y qué propiedades antiinflamatorias se le conocen?

1. El músculo es un motor para nuestra salud: cuando está en movimiento se contraerá y se expandirá, sometiendo a nuestras células a esfuerzos y tensiones. Gracias a ello, las células musculares van a ir creciendo y multiplicándose por «simpatía» con sus células vecinas. Durante estos picos de esfuerzo puede que algunas unidades musculares se lesionen, o incluso que pierdan células por el estrés al que se las haya sometido. Para hacerle frente, los propios miocitos (células musculares) son capaces de enviar señales químicas de auxilio, a las que acuden de forma diligente las células satélites. Estas células satélites son células madre musculares capaces de fusionarse con las células dañadas para repararlas, lo cual derivará en que las unidades musculares salgan reforzadas, volviéndose más resistentes ante los esfuerzos extremos o sostenidos. No obstante, cuando exista destrucción muscular y mueran los miocitos, serán las células del sistema inmune las encargadas de limpiar el músculo y facilitar la regeneración del tejido y la liberación de endorfinas sobre el tejido destruido.

2. El tejido muscular también puede funcionar como órgano **paracrino**: en la contracción muscular sostenida, las células musculares producirán proteínas antiinflamatorias, como la interleuquina-6 (que en el músculo cumple funciones inmunorreguladoras al inhibir la producción de TNF-α). En pocas palabras, el músculo es capaz de usar la inflamación para bloquear la amplificación de esta misma inflamación, como si se tratara de un cortafuegos. ¿Sabías que los bomberos usan el fuego en algunos contextos para consumir el material inflamable

y evitar la propagación? Se quema de forma controlada para impedir que el fuego principal crezca, y, de igual modo, el estímulo de la interleuquina-6 durante el ejercicio físico estimula la producción de interleuquina-10 (antiinflamatoria), la cual limitará notablemente la expansión del foco inflamatorio.

3. Movimiento y remodelación ósea: con el sedentarismo, nuestro organismo interpreta que algunos tejidos son inservibles, y, a base de no estimular estructuras óseas, se decidirá que ese hueso en cuestión no es necesario. ¿Qué sucederá entonces? Pues que nos comeremos nuestro propio hueso, al tratarse de un superalmacén de calcio y fósforo que no puede quedar desaprovechado. Por el contrario, con el movimiento, los receptores del hueso detectan las fuerzas a las que se le somete: presión, tensión, torsión y carga. Esto estimulará unas células conocidas como «osteoblastos», que antagonizan la actividad de los osteoclastos. En síntesis, los osteoblastos son formadores de hueso, colágeno tipo I y otros componentes de la **matriz ósea**. Además, su actividad bloqueará la activación de los osteoclastos, que son las células destructoras de hueso.

4. El cartílago necesita el movimiento para nutrirse: esto es debido a que las estructuras cartilaginosas (unión funcional del hueso con la articulación) no tienen vasos sanguíneos que les suministren oxígeno o nutrientes. Sin embargo, con el movimiento se empuja el líquido que baña las articulaciones (el líquido sinovial) hacia el cartílago, aportándole sustancias nutritivas. También se estimulará los condrocitos (células del cartílago) a producir matriz ósea y colágeno para proteger al hueso y la articulación. En conclusión, gracias al movimiento el cartílago se fortalece, y sin él termina muriendo de inanición.

5. Las otras estructuras que pueden verse gravemente afectadas por la ausencia de movimiento son las articulaciones. Se trata de estructuras biológicas de alta complejidad, formadas en esencia por los huesos y los cartílagos, pero también por la envoltura (cápsula articular), las uniones entre sus partes (ligamentos) o el líquido de su interior (líquido sinovial). Todos estos componentes se han de coordinar para un correcto funcionamiento de la articulación.

¿SABÍAS QUÉ? Muchas enfermedades autoinmunes se manifiestan de manera preferente en las articulaciones, debido a la actividad inmunológica que presenta la membrana sinovial, ricamente poblada por células del sistema inmune. Para entenderlo es clave conocer que la articulación es un entorno cerrado con poca afluencia de sangre, por lo que la cápsula sinovial ha de ser muy activa para controlar las amenazas. No obstante, debido a esa escasa afluencia, los mecanismos de resolución de la inflamación serán más limitados. Tanto el contacto frecuente entre hueso desgastado como el acúmulo de cristales de calcio o ácido úrico, o los propios autoanticuerpos, generarán una inflamación que será más lenta de resolver. Todo esto es un escenario perfecto para el desarrollo de enfermedades autoinmunes como la **artritis reumatoide**, el lupus o las **espondiloartritis**. Para finalizar, el dolor articular hará que seamos más sedentarios y nos protejamos disminuyendo la cantidad y amplitud de movimientos. Debido a ello, los osteoblastos bajarán su actividad para que se active la vía de consumo de material óseo por parte de los osteoclastos. Estas células serán estimuladas a través de la **vía RANK/RANKL**, íntimamente ligada a la presencia de proteínas inflamatorias como el famoso TNF-α o la **IL-1β**.

Por último, me gustaría destacar que el movimiento no solo tiene un impacto positivo sobre nuestros huesos y articulaciones, al prevenir su atrofia y facilitar su regeneración. Como hemos dicho, durante el ejercicio se van a producir proteínas antiinflamatorias como la mioquina interleuquina-6 o la citoquina antiinflamatoria interleuquina-10. Otros efectos protectores ante la inflamación es el impacto que tiene sobre la cantidad de monocitos o linfocitos proinflamatorios, reduciendo drásticamente su número. Huelga enumerar los beneficios a nivel cardiovascular, la reducción de la actividad inflamatoria del tejido graso o el impacto positivo a nivel cognitivo (mejorando la plasticidad neuronal y disminuyendo la neuroinflamación).

QUÉ PUEDES HACER TÚ

Vamos a movernos a lo largo del día.
- MAÑANA (al despertar): te recomiendo iniciar una actividad suave para ir activando nuestro organismo y el sistema musculoesquelético. Dedicar 15 minutos cada mañana (puede ser perfectamente en ayunas) a realizar estiramientos es suficiente. Moviliza cuello, hombros, caderas, columna y tobillos, intercalando respiraciones profundas de unos 3 minutos. Esta rutina activará tu sistema linfático y lubricará articulaciones.
- MEDIODÍA (en algún momento que puedas antes de comer): trata de caminar al aire libre durante 20-30 minutos. Busca excusas para hacerlo e intenta que sea un ejercicio en el que puedas sentir el movimiento de forma consciente. Como ya hemos explicado, este ejercicio favorecerá la liberación de IL-10 o la IL-6 muscular, y también mejorará la sensibilidad a la insulina, la oxigenación de tejidos como el cerebro o tu sensación de romper con la rutina y las obligaciones.

- **PRIMERA HORA DE LA TARDE**: idealmente 2-3 horas después de una comida completa en la que hayas podido incorporar carbohidratos complejos como el pan integral o la fruta, además de una buena porción de proteína. Lo recomendable es realizar el grueso del ejercicio de fuerza y acompañarlo de sentadillas, flexiones o ejercicios con bandas. Como bien reza al principio del párrafo, «idealmente» significa que, en un mundo sin tantas obligaciones y agendas imposibles, podríamos hacer la pausa más importante del día después de la comida. No obstante, entiendo que puede ser difícil y no vengo yo a generar más ansiedad o frustración. Haz lo que puedas.
- **TARDE**: nuevamente, disfruta de un paseo de 30 minutos si te es posible. Estate pendiente de tu respiración, intenta activar el diafragma, así como la musculatura abdominal, mientras paseas. Estimularás el sistema parasimpático disminuyendo el estrés oxidativo.
- **ANTES DE DORMIR**: puedes hacer unos estiramientos en el suelo durante 10 minutos. Baja la intensidad de la luz, pon algo de música relajante y estira los diferentes grupos musculares. Este ejercicio favorecerá un sueño profundo al inhibirse la secreción de cortisol y activarse la de melatonina.

Glosario

- Espondiloartritis: inflamación de la articulación de la columna vertebral con la pelvis.
- Paracrino: secreción de sustancias de manera local que afecta a las células vecinas.
- Matriz ósea: proteínas y minerales que forman el interior del hueso.
- Artritis reumatoide: enfermedad autoinmume que daña articulaciones.
- Vía RANK/RANKL: vía de señalización que activará a los osteoclastos.
- IL-1β: citoquina proinflamatoria.

Dieta antiinflamatoria ante una realidad azucarada

Estamos acostumbrados a elaborar de forma crítica diferentes intentos de menús semanales y cestas de la compra saludables, y a emprender peregrinajes por supermercados con productos de proximidad, «bío» o libres de tóxicos. Sin embargo, el ritmo acelerado en el que vivimos y la falta de planificación nos obligan a tirar (entre otros componentes) del combustible más abundante y barato de nuestro entorno: el azúcar. Se trata de un carbohidrato simple, siendo el más frecuente la glucosa, aunque podemos encontrar fructosa y sacarosa como azúcares simples complementarios. Se clasifican en función del número de azúcares que tengan. En primer lugar están los monosacáridos, como la glucosa, la fructosa y la galactosa; en segundo lugar, los disacáridos, como la sacarosa (glucosa + fructosa), la lactosa (glucosa + galactosa) y la maltosa (glucosa + glucosa); y finalmente los polisacáridos (>10 unidades de azúcar), como el almidón, el glucógeno o la celulosa. Los monosacáridos y disacáridos tienen la ventaja de que se absorben de forma muy rápida y en bajas cantidades nos dan energía instantánea que no genera demasiadas dificultades desde el punto de vista metabólico, aunque en contrapartida no activan los mecanismos de la saciedad como sí hacen las proteínas o grasas saludables. Además, no suele ser habitual que se consuman en bajas cantidades, ya que están diseñados para tener alta palatabilidad y llegar al *bliss point*.

¿SABÍAS QUÉ? El *bliss point* se utiliza para aludir a la cantidad exacta de azúcar, grasa y sal que debe tener un alimento para que sea agradable en boca. Se trata de un concepto que se utiliza en la ciencia de los alimentos y busca eminentemente estimular el sistema de recompensa dopaminérgico.

¿Por qué es tan adictivo el azúcar? Principalmente, por su poder a la hora de estimular las regiones cerebrales relacionadas con el sistema de recompensa. ¿Y por qué nos inflama? En primer lugar, porque no consumimos el azúcar de origen, sino productos refinados mucho más eficientes a nivel económico, pero mucho más peligrosos a nivel metabólico e inflamatorio. Estos azúcares refinados han sido procesados para eliminar sustancias presentes de forma natural en el azúcar; por ello, al tiempo que pierde fibra vegetal o algunos micronutrientes, el azúcar gana durabilidad, tiene más potencia como edulcorante, y se fabrica y transporta mejor. El exceso de calorías que suele conllevar la ingesta no controlada de azúcar conduce invariablemente a la formación de tejido graso, que, como ya sabes, tiene por sí mismo la capacidad de producir proteínas inflamatorias. Además, ese abuso de azúcares en la dieta tendrá un impacto diferencial sobre la microbiota intestinal, ya que aumenta la presencia de bacterias que se alimentan de estos azúcares, como la *Escherichia coli* o el *Clostridium*, cosa que debilita el biofilm de bacterias beneficiosas que impiden fenómenos como el del intestino permeable, en el que se absorben tóxicos de la dieta o las mismas toxinas de las bacterias que han sobrecrecido por el ambiente azucarado. Por último, estos azúcares, al tener un elevado pico glicémico (nivel máximo de azúcar tras su ingestión), generan un estrés tanto metabólico sobre nuestro páncreas (obligado a secretar cada vez más cantidad de insulina, con el riesgo de que se genere resistencia a la acción de esta) como oxidativo, debido a la producción de productos de **glicación** avanzada. Huelga decir que, por el elevadísimo uso que se hace de este tipo de alimentos, toda esta inflamación termina desembocando en diabetes, enfermedad coronaria o incluso fenómenos de autoinmunidad.

No quiero provocarte un cargo de conciencia si decides seguir ingiriendo este tipo de productos, pero, como estás leyendo este libro para poder mejorar tu salud, te invito a reinventar el «qué puedes hacer tú» cambiando tu dieta azucarada por una con propiedades antiinflamatorias:

- Cambia el zumo embotellado, los infinitos bollos industriales y el café con azúcar blanco por pan integral con aguacate y yemas de huevo, yogur de cabra con frutos rojos y arándanos, y una infusión de cúrcuma. Es una combinación riquísima.
- Cambia el siguiente café con azúcar y el cruasán de media mañana por un zumo vegetal antioxidante casero con zanahoria, remolacha, manzana verde, lima y jengibre. Si quieres puedes acompañarlo de nueces o una onza de chocolate con al menos un 85 por ciento de cacao.
- Sustituye el plato de pasta industrial (bueno, bonito y barato) con un filete frito empanado y sus patatas fritas con abundante salsa kétchup por una ensalada de lentejas con calabacín salteado, mijo cocido, zanahoria rallada y avellanas, por ejemplo. Si toleras bien el queso, te recomiendo añadir queso feta o ricota. Para finalizar, un buen

aliño de AOVE, y, si te atreves, alguna hierba fresca como la albahaca picada. De postre, frutas bajas en histamina como la pera, los arándanos o la manzana.
- En la merienda, aparta el snack ultraprocesado y prueba con un puñado de pistachos o avellanas.
- Olvida la pizza en la cena acompañada de bebida azucarada o alcohólica. La última ingesta del día condiciona más de lo que piensas nuestro descanso. Pásate al club de las cremas de verduras, con una porción de salmón al papillote como plato principal, y mi favorita, una infusión de rooibos antes de irte a dormir.

Para terminar, me gustaría resaltar que en este menú improvisado aparecen los ya conocidos superalimentos con propiedades antiinflamatorias que seguro tienes en tu despensa, pero cuyos superpoderes quizá desconoces:

- Cúrcuma: superpoder de inhibir el NF-kB, desmontando la cascada inflamatoria desde los genes. Con un precio de 1-2 €/100 g (con 1 g al día es suficiente). Inigualable.
- Té verde: superpoder de proteger a la microbiota intestinal y nuestros vasos sanguíneos, ya que contiene EGCG (epigalocatequina-3-galato), un polifenol que también inhibe el NK-kB, pero que además estimula el crecimiento de bacterias beneficiosas como los lactobacilos, las bifidobacterias o la *akkermansia muciniphila*, esencial esta última para la producción de moco intestinal, que protege a nuestro cuerpo de la permeabilidad intestinal. El té verde a granel puede costarnos unos 30 €/kg, de modo que, si tomamos unos 2 g por taza, nos estaríamos gastando unos 5 céntimos por cada infusión con todos estos superpoderes.
- Frutos rojos: llenos de antocianinas y flavonoides, dos de los antioxidantes naturales más potentes que se conocen.

Una alternativa más económica y sencilla es comprarlos congelados, pues tienen el mismo contenido en polifenoles que cuando son frescos y pueden ser perfectos para yogures refrescantes.

- Frutos secos, semillas: cargados de **omega-3**, un ácido graso esencial para combatir la inflamación, reparar tejidos dañados y regular el sistema inmunológico. Además, contienen fibra prebiótica, que alimentará a las bacterias buenas de tu intestino, y poseen un alto índice calórico y una gran capacidad saciante.
- Pescado azul (sardina, caballa o boquerón): es una proteína animal con una concentración elevadísima de ácidos grasos antioxidantes como **EPA** y **DHA**. También tiene alta capacidad saciante, lo que lo convierte en un alimento perfecto para primera hora de la mañana o como acompañamiento en el plato principal del día. Además, es el tipo de pescado que está mejor de precio, aproximadamente 5-10 €/kg.
- Crucíferas, verduras de raíz: superpoder de desinflamar y ayudar al hígado a eliminar toxinas. También con micronutrientes y vitaminas esenciales, así como una elevada cantidad de fibra. Unos 20 céntimos por ración.
- Cacao (>85 por ciento): también cargado de polifenoles y una de las fuentes naturales con mayor abundancia de magnesio. Este micronutriente tiene una elevada capacidad para disminuir la inflamación del cerebro o de los vasos sanguíneos, aportando, además, energía extra en situaciones de fatiga tanto física como cognitiva.
- El aguacate: cargado de ácido oleico, vitamina E, **glutatión** y fibra. Una fuente inagotable de energía de calidad y sustancias antioxidantes.
- Y el top 1, el archiconocido AOVE (aceite de oliva virgen extra), también llamado oro líquido por su color y beneficios más que contrastados: es rico en oleocantal, una

sustancia con grandes propiedades antiinflamatorias. Modula la COX-2 y reduce el estrés oxidativo sobre los vasos sanguíneos. Unos 20 céntimos por cucharada sopera de prevención de riesgo cardiovascular y deterioro cognitivo.

Glosario

- Palatabilidad: capacidad de un alimento para estimular nuestras papilas gustativas en un grado en que nos resulta agradable.
- Glicación: fenómeno bioquímico por el cual el azúcar sobrante que ingerimos se une a estructuras internas de nuestro cuerpo, debilitándolas y haciéndolas más propensas al daño oxidativo y a las infecciones.
- Papillote: técnica de cocina para cocer alimentos envueltos en papel de horno.
- Antocianinas: pigmentos vegetales con propiedades antioxidantes.
- Flavonoides: sustancias vegetales con propiedades antioxidantes.
- EPA: un tipo de omega-3.
- DHA: otro tipo de omega-3.
- Glutatión: potente antioxidante formado por glutamato, cisteína y glicina.
- COX-2: proteína encargada de potenciar la respuesta inflamatoria.

Meditación y autocuidado ante el *burnout* y la multitarea

¿Qué pasa cuando el cuerpo y la mente dicen «basta»? ¿Te has encontrado en esa situación? Si es así, ¿cómo lo has afrontado? ¿Lo viste venir? De todo el libro que ya estás terminando (¡felicidades!), es en este capítulo en el que más me siento representado (y en el que más sufro el síndrome del impostor) al intentar darte consejos sobre cómo abordarlo. Si me dejas un espacio de confidencia, te relato la anécdota de este capítulo para ilustrar lo mejor posible cómo la meditación ha salvado mi mente en muchas ocasiones (incluso, ahora mismo, mientras estás leyendo estas páginas).

 LA ANÉCDOTA → En este caso sería más bien una confidencia... Siempre he tenido infinita curiosidad por mi entorno. Desde pequeño he sentido la necesidad de observar (aunque luego lo olvide casi todo), analizar y preguntar. Con el tiempo y la aparición de responsabilidades, mi psique iba cargándose de tareas pendientes en forma de artículos científicos que revisar, posibilidades de negocio que investigar o nuevas formas de divulgación que explorar. La trampa cognitiva me llevó a sustituir las novelas que solía leer (siempre varias al mismo tiempo) por una lista interminable de hitos o *deadlines* que había que cumplir. Sin quererlo, todo esto también me robaba tiempo que quería dedicar a familia y amigos. En un punto de quiebra mental, me empecé a dar cuenta de que no disfrutaba del estudio de la medicina, de dar una clase en la universidad o de acercarme a explicar algo a los estudiantes, o incluso de mi día a día en el hospital (lo cual es dramático para un médico). En esas estaba, pensando en una solución sencilla: dejar de hacer cosas. Seguro que un batallón de psicólogos lo consideraría un gran acierto, una épica victoria ante la imposición de la productividad y la falsa sensación de responsabilidad extrema. Bien, pues dejé de hacer cosas y me sentía más o menos igual. Así que decidí retomar nuevamente las actividades que había dejado en pausa, y eso solo hizo que empeorara todo. Menos energía, menos gratificación tras los esfuerzos, más frustración. Llegado a este punto, saqué definitivamente la bandera blanca y me puse en contacto con mi psicóloga de cabecera (creo que desde los ocho años siempre he tenido una psicóloga de cabecera, distintas, eso sí, pero muy importantes para mí). Después de unas cuantas sesiones y de haber incorporado de nuevo el ejercicio físico a mi rutina (benditas endorfinas endógenas), empecé a recuperar una técnica que desde pequeño me ha servido de forma intermitente para rescatarme cuando mi salud mental ha vivido sus peores momentos: la meditación.

La meditación es un viaje a tu interior, sin misticismos ni magias, con la cruda voz que siempre resuena en tus pensamientos como única guía en la oscuridad. Estar ahí, tú solo, en silencio, ante un océano de dudas, estímulos, proyectos, miedos o pensamientos recurrentes difíciles de esconder bajo la alfombra. Desde mi punto de vista, lo mejor que puedes hacer si quieres iniciarte en la práctica es buscar un entorno tranquilo sin interrupciones o estímulos sonoros ni visuales que te distraigan. Desde pequeño he llevado a cabo el escaneo corporal, ya sea tumbado en mi habitación o sentado; consiste en centrarse en las diferentes partes de tu cuerpo de forma muy detallada y minuciosa. Ojos cerrados, cero prisas, y empieza a buscar tu pie izquierdo. Si tienes mucha práctica, puedes imaginar que lo sumerges en la arena de una playa (es un truco que a mí siempre me sirve y que me encanta), o puedes saltar de una región de tu cuerpo a otra focalizando la atención en más de una zona. Ese proceso consigue desconectar la mente de todo lo que no sea tu yo interior y la conexión con todas las células vivas (nuestro famoso holobionte) que te dan forma y energía. Te he hablado del escaneo corporal, pero quizá, si estás empezando a plantearte meditar, puede ser de mayor utilidad que lo hagas guiado por algún profesional (ya sea en grupo o de manera individual, presencialmente o a distancia), para ir adquiriendo tu propia técnica y rutina. También hay multitud de audios y pódcast totalmente accesibles. Y gracias a ello, aquí me tienes, con mi rutina de spa cerebral incorporada, y nuevamente dueño de mi tiempo y mi salud mental.

No quiero pasar por alto, antes de centrarnos en los beneficios de la meditación sobre la inflamación, el otro protagonista de nuestro título: el *burnout*. Declarado por la OMS como un trastorno asociado al estrés crónico laboral no gestionado, se puede percibir con cierta naturalidad en un entorno de exigencia laboral, o simplemente cuando existe precariedad laboral. En España algunos informes señalan que hasta 7 de cada 10 personas laboralmente activas han padecido *burnout*, lo cual deja a España como el sexto país del mundo con mayor presencia de este trastorno. Si lo sufres, busca ayuda profesional. También tienes a tu disposición un número de teléfono centrado en la salud mental que puede ayudarte en este tipo de situaciones: se le conoce como Teléfono de la Esperanza y brinda asistencia gratuita y confidencial las 24 horas del día.

Volvamos a los beneficios de la meditación para controlar la inflamación:

- Reducción de proteínas inflamatorias como la interleuquina-6 o la proteína C reactiva.
- Aumento de producción de proteínas antiinflamatorias, como la interleuquina-10, y también de los linfocitos reguladores, buenos para controlar la formación de fenómenos de autoinmunidad.
- Mejoría de los niveles de cortisol sanguíneo, los cuales tenderán a disminuir, algo muy útil sobre todo antes de irse a dormir.
- Mejoría de enfermedades como la colitis ulcerosa, la artritis reumatoide o las enfermedades cardiovasculares.

- Efecto protector sobre los telómeros, previniendo el envejecimiento celular acelerado.
- Mejora de la calidad del sueño y el estado de ánimo.

Te recomendaría incorporar 15 minutos de meditación por las mañanas justo después de levantarte, y otros 15 minutos justo antes de ir a dormir. Inspira, siente el aire entrando por la nariz. Al espirar, deja que el cuerpo se relaje. Si vienen pensamientos —que vendrán—, simplemente déjalos pasar como pájaros en el cielo, y vuelve con el sonido interior de la respiración. Sé constante, con 5 minutos puede bastar, y usa este estiramiento cerebral cada día, te hará mucho más feliz.

Higiene del sueño para limpiar una mente hipervigilante

En muchas ocasiones hablamos del sueño (entendido como dormir BIEN) como un lujo, algo del pasado, cuando no había preocupaciones, una entelequia inalcanzable. Para muchas personas dormir ha dejado de ser una función biológica automática y se ha convertido en una lucha, una batalla con uno mismo, con la mente que no se calla o con el cuerpo que no se relaja. Es verdad que un buen porcentaje de las personas que no duermen bien no lo consiguen porque retrasan la hora de iniciar el sueño, incorporando actividades estimulantes o estresantes, que van en contra de nuestro ambiente hormonal (cortisol en descenso y melatonina en aumento) cuando dejamos de estar expuestos a la luminosidad natural. Sin embargo, no se trata más que de una de las muchas inconveniencias de no tener higiene del sueño, y puede desembocar en trastornos más graves. Y, de todo ello, el hilo conductor es la inflamación (tanto cognitiva como general) a la que nos exponemos cuando no tenemos la protección del «sueño reparador». La privación de sueño, incluso cuando se trata de algo intermitente, es una fuente de estrés e inflamación crónica. Activa las principales vías de señalización de nuestro cerebro, incrementa la actividad del eje del hipotálamo-hipófisis-tiroides, eleva los niveles de cortisol, altera la sensibilidad a la insulina y promueve un estado de lucha por mantener una activación constante. Todo ello nos vuelve más vulnerables a infecciones, pues nuestro sistema inmune termina agotado, y nos convierte en carne de cañón para sufrir patologías mentales, al perpetuar ese círculo vicioso de cansancio, irritabilidad, pérdida de memoria y dificultad de concentración.

¿SABÍAS QUÉ? La falta de sueño no solo se ha relacionado con enfermedades del área de la salud mental (ansiedad, depresión o incluso psicosis), sino que se ha visto que favorece el desarrollo de enfermedades cardiovasculares, demencia y cáncer. Y es que cada minuto que no consigues dormir es terreno abonado para padecer trastornos del sueño como el insomnio. A grandes rasgos lo podemos dividir en insomnio de conciliación (dificultad para iniciar el sueño) o insomnio de mantenimiento (dificultad para mantener el sueño). Este problema guarda una estrecha relación con la hormona del sueño de la que hemos hablado en otros capítulos de este libro: la melatonina.

¿SABÍAS QUÉ? La melatonina es una hormona producida por la glándula pineal en una región muy profunda de nuestro cerebro. Su producción la regula el núcleo supraquiasmático del hipotálamo en función de la luminosidad del ambiente (llegando a su pico entre las 2.00 y las 4.00), y se inhibe su secreción por la exposición a pantallas, luz artificial (blanca o azul), turnos nocturnos, estimulantes... Sus principales funciones radican en su capacidad para regular el ciclo sueño-vigilia, lo que lo convierte en el cronobiótico principal de nuestro organismo. Pero no todo queda ahí: es capaz de modular el sistema inmune, pudiendo iniciar una ligera activación de la inmunidad innata para eliminar células infectadas o bacterias, y, si estamos en un contexto de inflamación crónica, actuará como un potente antiinflamatorio con capacidad inmunomoduladora. Además de esto, es un poderoso antioxidante, sobre todo del sistema nervioso central. Influye en la secreción de otras hormonas como el cortisol, la insulina o las gonadotrofinas, llevando al organismo a una situación de *stand by* metabólico, tan necesario para poder iniciar y conciliar el sueño. Como sabes, se han comercializado diferentes preparados de melatonina, que varían enormemente tanto en presentación como en dosis. En situaciones muy puntuales puede ser de utilidad, pero es preferible la que nuestro organismo produce porque se liberará de forma pulsátil (no en una dosis única) y su biodisponibilidad se produce justo cuando se necesita.

Guía práctica para mentes hipervigilantes:

- 2 horas antes de dormir: cena ligera (crema de verduras, infusión digestiva). Evita alcohol, cafeína, té o chocolate (todos ellos estimulantes). Termina de planificar lo que tuvieras que hacer para el día siguiente y déjalo zanjado mentalmente. Reduce de manera progresiva tu actividad.
- 1 hora antes de dormir: guarda el móvil y apaga las pantallas de tu alrededor. Habla con tu pareja, lee un libro a tus hijos o coge una novela y termina tu infusión relajante. También puedes anotar pensamientos en un diario, añadir las cosas por las que estés agradecido o ilusionado que hayan pasado durante el día.
- 30 minutos antes de dormir: inicia tu ritual de autocuidado: higiene dental, *skincare*, automasaje (o masaje por parte de tu pareja) en la cara o en el cuello (movimientos lentos y suaves usando alguna crema), relaja la musculatura de la mandíbula, frente y cuello. Lleva a cabo algún

ejercicio de meditación propia o autoguiada durante 10-15 minutos, y realiza sobre todo ejercicios de respiración consciente y movimiento diafragmático. Si no quieres o no puedes meditar antes de dormir, trata de realizar una serie de estiramientos suaves.
- Genera un entorno óptimo para el sueño: trata de que la temperatura esté a entre 18-20 °C, intenta que el ambiente sea lo más silencioso posible (si no lo es, prueba con ruido blanco para conciliar el sueño). Es necesario que haya oscuridad total, utiliza un antifaz o cortinas opacas. Una almohada que te resulte cómoda y un buen colchón son los dos componentes de un hogar en los que menos dinero habría que intentar ahorrar. Y a dormir.

Glosario

– Glándula pineal: pequeña estructura situada en el centro del cerebro.
– Núcleo supraquiasmático: conjunto de neuronas del hipotálamo, encargadas de regular la temperatura del cuerpo, el sueño o la secreción hormonal.
– *Skincare*: cuidado de la piel, habitualmente antes de ir a dormir.

Naturaleza, ecoterapia y vitamina D

Me gustaría terminar este libro con un recordatorio de que el primer paso hacia la salud no pasa por añadir más cosas, sino por simplificar y volver a los orígenes. Regresar a un entorno natural en el que nuestro organismo ha evolucionado y crecido desde hace miles de años (*slow evolution, slow life*). Volver a la luz del sol, el aire libre, el sonido del mar o los olores y texturas de los bosques. La naturaleza es nuestro principal refugio, y hoy en día nos puede curar a través de la ecoterapia. Este concepto, que habla de la exposición a la naturaleza de forma terapéutica, se está incorporando en programas de salud pública de Japón (allí se conoce como *shinrin-yoku* o «baños de bosque»), el Reino Unido o Canadá. Se ha demostrado que pasear por un bosque, por la playa, o nadar en el mar reducen la presión arterial a través del eje simpático-parasimpático, disminuyendo la liberación de cortisol. Esto influye directamente sobre el grado de estrés físico y mental, y ayuda a nuestro organismo a controlar fenómenos como la inflamación o el estrés oxidativo. Además, tiene propiedades inmunomoduladoras, lo que mejora la actividad de las *natural killers*.

También en esta vuelta a un entorno natural, querría destacar el papel de la vitamina D. Una falsa vitamina, dado que es una hormona, sintetizada en la piel cuando está expuesta a la luz solar. Sus principales funciones girarán en torno a la regulación del hueso, promoviendo la absorción de calcio y fósforo en el intestino y promocionando el remodelado óseo. Además, interviene de forma indirecta en la secreción de insulina y también incide positivamente sobre el músculo, la presión arterial, la función cognitiva y el estado de ánimo. No obstante, para concluir, vamos a centrarnos en su capacidad para regular la función inmunológica y disminuir la inflamación. La vitamina D se une a receptores presentes en las células del sistema inmunológico, incidiendo de manera directa sobre su función:

- Estimula la eliminación de agentes infecciosos, al activar las células inmunes y su producción de proteínas antimicrobianas.
- Regula la inmunidad adaptativa, favoreciendo la producción y expansión de linfocitos T reguladores.
- Inhibe la producción de citoquinas inflamatorias como IL-6, TNF-α y IFN-γ.
- Ayuda a la salud de la microbiota intestinal, influyendo directamente sobre la integridad del moco intestinal y favoreciendo el microambiente bacteriano.

¿SABÍAS QUÉ? La mayor parte de la vitamina D del cuerpo (hasta el 90 por ciento) se sintetiza a través de la piel con la exposición solar. La dieta solo aporta un pequeño porcentaje (10-20 por ciento), a través del pescado azul, el hígado, la yema de huevo o los alimentos enriquecidos de forma exógena con vitamina D. Es posible que te hayas acostumbrado a que siempre te aparezcan niveles bajos de vitamina D en la sangre. Piensa que, además, con la necesaria conciencia sobre el riesgo de presentar cáncer de piel por la exposición indiscriminada y poco protegida al sol, se han extremado las medidas de protección frente a la radiación ultravioleta. Del mismo modo, tanto las enfermedades inflamatorias digestivas como los síndromes diarreicos crónicos, la disbiosis intestinal, las enfermedades hepáticas o el consumo de alcohol pueden impedir su correcta absorción. Si has de tomar suplementos, es mejor tomarlos con la comida principal del día (rica en grasa) para mejorar su absorción intestinal.

PARA RECORDAR

- El ser humano ha evolucionado en movimiento. Necesitamos movernos para activar nuestro organismo, y proteger nuestros músculos y huesos de la atrofia y la inflamación.
- Una alimentación basada en alimentos de proximidad y de temporada, ricos en fibra y con grasas saludables, será fundamental para un correcto funcionamiento del sistema inmunológico (recuerda que gran parte del sistema inmune reside en los intestinos).
- La pausa que puede aportarte meditar o realizar respiración consciente no es una pérdida de tiempo. Baja las revoluciones para un mejor funcionamiento de tu cuerpo.
- Dormir bien es una necesidad biológica, imperativa. La falta de sueño se ha relacionado con muchas enfermedades, tanto orgánicas como mentales.
- El contacto con la naturaleza y la luz solar es un «reset» necesario para nuestra sociedad estresada,

hipervigilante y entrenada en lo inmediato. Vuelve a conectar con lo esencial, genera espacios para tener contacto con un sol de primera hora de la mañana y media tarde, ya sea en soledad o con los tuyos a tu alrededor.

PARA SABER MÁS:
Quiero terminar (como en *Inmunes*) con otro fragmento de una novela que quizá algún día vea la luz y pueda darles vida a unos personajes tan importantes en mi desarrollo como persona y escritor.

Seguía con la frente apoyada en el cristal tarareando una vieja canción de Frank Sinatra: «Fly me to the moon...». Se imaginaba vestido de traje chaqueta, con su sombrero de copa, enamorando a una dama con el solo movimiento de sus pies. Todo un galán que vivía con un felino maldito por la dicha de Dios. Bajó la vista para contemplar al félido ronroneante, que jugueteaba con la tapa de Veinte mil leguas de viaje submarino. Aquel gato siempre destrozaba los libros de Julio Verne. De hecho, se había ganado a pulso su nombre: Gato Verne. Sus amigos reían al ver cómo el animal al que más odio profesaba era el único capaz de entender la soledad artificial que en ocasiones desprendía su cuerpo. Se comprendían, intercambiaban miradas furtivas, y cada uno por su lado. Ninguno se fiaba del otro. No estaba el olmo como para dar peras, ni concesiones.

Mira que era feo aquel animal. Lo recogió atropellado en medio de la carretera un día cualquiera hacía ya cinco años. Su vecina, María de los Desamparados, muy amante del rescate animal, lo obligó a cogerlo, aludiendo a cómo sus auras parecían complementarias, y vaya, que le vendría muy bien algo con lo que distraerse. Se pasó tres semanas cuidando las heridas de Gato Verne (sus estudios de Enfermería al fin servían de algo a la sociedad), dándole de comer unas papillas que, si hubieran sido para él mismo, no habría tenido la paciencia de preparar, mimando aquel pequeño cuerpo destrozado por las ruedas de algún desalmado, hasta sacarlo a flote. De aquel periodo nació el poco respeto que GV le tenía. Menos era nada. Pero bien, no quería mucho más. Nada de caricias, ni mucho menos juegos triviales con cascabeles o golosinas que roer. Con que hubiera siempre un libro de Julio Verne en casa era suficiente. Y eso era tan seguro como que GV nunca haría sus necesidades en la caja de la arena. Marcos fijaba su atención en los hábitos de aquella alimaña, intentando descubrir algún patrón oculto de comportamiento, o un símil con el que trabajar y modificar su estrategia. Después de cinco años, la única conclusión era que el felino disfrutaba amargándole la vida, y que, además, se le daba muy bien.

Miró de nuevo el reloj. Sus ojos no prestaron atención a la hora que este marcaba rigurosamente, sino a la sombra que se dibujaba más allá del perfil de su muñeca.

Agradecimientos

Este libro ha llegado a tus manos gracias a la comprensión, apoyo y ánimo de Laia, una compañera de vida increíble, mente preclara y *quantum* de energía, así como a la ilusión, curiosidad y felicidad ilimitada que me aportan Marc y Clara, quienes dan sentido a todo. No quiero olvidarme de Turia, nuestra perrita, que tanto tiempo de escritura y lectura comparte conmigo.

A mi padre, por enseñarme a escribir, y a mi madre, por enseñarme a leer. Tanto desde el punto de vista metafórico como en el sentido más concreto de estos verbos. Leer y escribir es algo que siempre me ha acompañado, una constante en mi vida, así como lo es Cristina, mi hermana. Le quiero agradecer su cercanía ininterrumpida, su crítica y su admiración.

A mis abuelos, a los que caracterizaba la humildad y unos férreos valores, y a mis abuelas, enamoradas de la lectura, eternamente curiosas y muy divertidas. Ojalá pudierais leer estos libros. A Alberto, siempre presente en mi pensamiento, agitador de conciencia y perenne estímulo. A mi casi hermano Vicent, por su sencillez y sus valores. A mi suegra, María, otra fuente de energía infinita, y a su compañero, Miquel, un pozo insondable de conocimiento; quienes más me alientan a perseguir mis metas y proyectos. A Marc, Alba, Laura, Fausto,

Mariona y Matilde, *gràcies per formar aquest nucli sòlid i ple de moments de felicitat*. Al clan infinito de mi querida familia Valverde Lillo en Alicante, por mostrar tanto orgullo y compromiso con mi educación. En especial a Israel y Sara, quienes siempre han estado ahí.

Más allá de la familia (sí, todas las personas citadas previamente lo son, y a mucha honra), quiero centrar los agradecimientos en las personas sin las cuales este libro no hubiera salido:

A Ana Pérez, editora de este texto, vocecilla de aliento en los tramos más duros del camino. Su exquisita sensibilidad y su cultura infinita se alinearon desde el minuto cero con este proyecto, nutriéndolo y engrandeciéndolo. Gracias, Ana, y felicidades por el trabajo.

A Teresa Petit, editora de Grijalbo, quien en el momento más crítico de mi trayectoria como autor de textos de divulgación tuvo el temple y la inteligencia de inundarme de anécdotas, libros que leer (aún me quedan unos cuantos, pero es que me recomendó muchos) y consejos impagables. El libro salió adelante también por ti, Teresa, gracias.

A María y Olga, también conocidas por mí como «las jefas de todo», cuya principal dedicación es hacerme más amable y sencilla la existencia. Sin ellas mis semanas tendrían unos catorce días aproximadamente, así que ya podéis hacer las cuentas.

A mis mentores, Antonia Flor, Josep Maria Soler y Jaume Masclans. Brújula que seguir en cada acto médico que llevo a cabo. A la gente del laboratorio de investigación en enfermedades autoinmunes y sistémicas del Hospital Vall d'Hebron en Barcelona, encabezado por el doctor Jaume Alijotas, padre científico mío, amigo e inspiración constante. Debo destacar la ética de trabajo de todo el equipo y el rigor científico que aporta a cualquier discusión e investigación. Es un gusto poder pertenecer a un grupo que lidera desde el laboratorio alguien tan excepcional como el doctor Francesc Miró.

A mis amigos, por su paciencia ante mis ausencias, su comprensión por mi infinito discurso médico tan aburrido en ocasiones, su interés (a pesar de todo) en la marcha del nuevo libro.

A Rosa Molina, por la confianza que ha depositado en mí en cada proyecto de divulgación que llevo a cabo, a María Real Capell por seguir dándome consejos y mostrar un interés infinito en que nuestros pacientes mejoren.

Al equipo de ICR, que, aparte de Jaume Alijotas y de las secretarias María y Olga, también cuenta con la doctora Marques y la doctora Morales, con quienes tanto tiempo y anécdotas comparto. Gracias por comprenderme y apoyarme siempre.

Y a ti, querida lectora, querido lector. Este libro va especialmente dedicado a ti. Eres el hilo conductor que atravesará fronteras con todo el conocimiento que quieras descubrir. Compartimos la feliz responsabilidad de preservar nuestra sanidad, priorizando el rigor y la mejora continua, el poder de trabajar como una única mente, un equipo invencible.

El futuro de nuestra salud estará, invariablemente, en cómo uses ese poder.